# 精神科医がこころの病になったとき

Secrets de psys :
Ce qu'il faut savoir pour aller bien

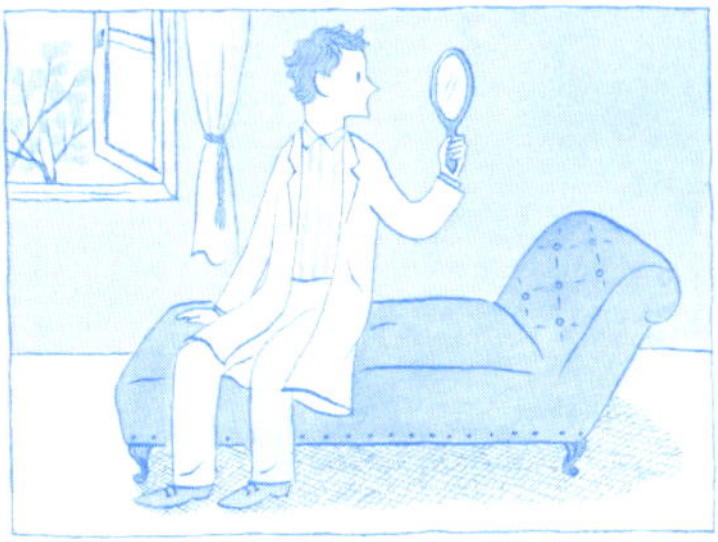


クリストフ・アンドレ＝編
Christophe André

高野 優＝監訳
Takano Yu

伊藤直子　臼井美子　坂田雪子　荷見明子＝訳
Ito Naoko　Usui Yoshiko　Sakata Yukiko　Hasumi Akiko



紀伊國屋書店

SECRETS DE PSYS
Ce qu'il faut savoir pour aller bien
sous la direction de Christophe ANDRE



This book is published in Japan by arrangement with ODILE JACOB,
through le Bureau des Copyrights Français, Tokyo.

# 精神科医がこころの病になったとき

Secrets de psys: Ce qu'il faut savoir pour aller bien

# 精神科医がこころの病になったとき——目次

*Secrets de psys: Ce qu'il faut savoir pour aller bien*



## 第1部 辛い試練を乗りこえて

## 第2部 「受け入れる」は魔法の言葉



## 第3部 心と心が触れあう時

## 第4部 よりよく生きる




装丁 熊澤正人＋平本祐子（パワーハウス）

装画 大塚砂織

# はじめに

《大切なのは真実を見つけることではない。探すことだ》

ドゥニ・ディドロ『哲学断想』

私はこれまでスーパーマンには会ったことがない。また、スーパーウーマンにも……。つまり、自分の性格や性癖、心理状態など、精神的な問題で悩んだことがなく、生まれてから一度も思いわずらったことがない、完璧な人間には……。反対に、悩みがあるのに、そうではないというふりをしている人、物事がうまくいっていないのに、まわりにはうまくいっているように見せかけている人なら、大勢知っている。だが、何らかの意味で悩みを持っていない人には、一度も会ったことがないのだ。

そう言うと、「それはあなたが精神科医だからだ。精神科医のところには悩みを持った人が来るのだから」という反論が返ってくるかもしれない。でも、私はクリニックを訪れる相談者しか、人間を知らないわけではない。病院以外で出会う人たちのことを考えても、「人はみな、精神的な悩みを抱えている」と思うことがたくさんあるのだ。

その結果、私は以下の四つの確信を抱くようになった。

1．多かれ少なかれ、人は誰もが精神的な悩みを抱えている。

2．うまくいっている人とは、その自分の〈悩み〉と上手に付き合うことができる人である。

3．悩みを抱えているのが自分ひとりではないとわかると、励まされるものである。

4．ほかの人がどうやって悩みを解決したか、あるいは悩みにどう取りくんでいるか、知ることは参考になる。

## ◇——精神科医に悩みはない？

精神科医もまた例外ではない。クリニックでは心の悩みの相談に乗っていても、私たちもまた精神的な問題で悩み、苦しみ、落ちこんだりすることがある。中にはうつ病になったり、薬物依存になったりした過去を持つ者もいる。小さいころに虐待されたり、自殺を考えたことのある医師だっているのだ。いや、私がそんなことを知っているのは、私たち精神科医はお互いに悩みを打ち明けて、アドバイスしあったりすることがあるからだ。つまり、必要になれば、精神科医も〈精神科のお医者さんに相談する〉のである。しかし、それが一般の人々に知られることはあまりなかった。また、医師と相談者の間には〈はっきりした一線〉があるとする風潮が、長い間続いていたことも事実である。

これに関しては、ひとつ忘れられない出来事がある。今から数年前、〈精神科医と相談者の関係を考えるシンポジウム〉が開かれたことがあって、そのシンポジウムでは、医師と相談者——各種精神疾患の〈患者の会〉の代表の人たちがまざりあって席に着き、誰もが発言できることになっていた。これは当時としては画期的なことだった。当時は特に医師の側に、「自分たちは患者とは違う」という意識が強かったからである。だが、主催者である私たちは、「医師と相談者の間に垣根を設けるのはよくない」と主張して、強引にそのやり方を押しとおすことにした。

ところが、シンポジウムが始まって、しばらくたった時、ひとつの問題が起こった。ある男性が手をあげて、虚空の一点を見つめ、興奮した口調で、意味のわからない質問を延々としはじめたのである。会場からはたちまち失笑が漏れて、「ほら見ろ、言わんこっちゃない。患者なんかに発言を許すからだ」というささやきが、私の耳にも聞こえてきた。だが、シンポジウムが終わって、その男性が私のところにやってきて、あいかわらず興奮した口調で自己紹介をした時、私は思わず「あっ」と声をあげそうになった。その男性は精神科医だったのである。私はびっくりすると同時に、「医師と相談者の間には、はっきりした一線などない」という日ごろの確信が裏づけられて、ほっとした気持ちにもなった。

## ◈——悩んだ経験はセラピーの役に立つ

ところで、精神科医だけではなく臨床心理学者や心理療法家もふくめて、〈よいセラピストである〉というのは、どういうことだろうか？　私はそれには三つの条件があると考えている。

第一には、自分が行なうセラピーについての知識と技術を持っていることである。そのためには、ちゃんとした機関で教育を受けて、資格を持っていることが要求される。セラピストはこれから自分がどんな方法でセラピーを行なっていくのか、きちんと相談者に説明できなければならない。単に、〈良識があって、人の話を聞くことができる〉というだけでは不十分なのである。セラピーを行なうには、科学的に裏づけられた知識と技術、ほかのセラピストたちからも認められる経験が必要なのだ。

第二には、セラピーを行なっている時点では、自らが精神的な障害を抱えていないことである。もちろん、過度なストレスに悩んでいたり、うつ病を患ったりしていても、一時的にセラピーを行なうことはできる。だが、それは長くは続かない。アルコール嗜癖《しへき》（中毒）の相談者の問題を解決するのに、自らがアルコール嗜癖では話にならない。不安障害やうつ病の場合についても同様である。セラピーを行なう本人が不安障害やうつ病であってはならない。それは相談者に対して〈不誠実〉というものだ。私の知りあいの中にも、〈パニック障害〉を持つ、ある高名な精神科医がいるが、その精神科医が地方の都市で〈パニック障害〉の講演を行なう時には、移動の途中でパニック発作を起こさないように弟子たちがつききりで面倒を見なければならないと聞く。これでは笑い話にもならない。だが、その障害が過去のものになっていたとしたら、あるいは自分が努力してその障害を克服しようとしているなら、話は別である。自らが双極性障害（いわゆる躁《そう》うつ病）に悩んで、この病気をどのように受け入れ、どのように克服したか、この障害のせいでどれほど苦しみ、またそのおかげでどれほど人生が豊かになったか――そういったことを正直に告白して、『躁うつ病を生きる――わたしはこの残酷で魅惑的な病気を愛せるか？』[1]という感動的な本にまとめたケイ・レッドフィールド＝ジャミソンはその好例である。しかし、この場合も、レッドフィールド＝ジャミソンが病気であったことではなく、その病気を克服したことのほうを重く見る必要がある。〈精神の健康〉のプロフェッショナルであるセラピストは、やはり自らも精神的に健康でなければならないのである。

　第三には、これこそが本書のテーマに深くかかわるのであるが、過去に自分が精神的な問題で深く悩んだことがあり、それを克服した経験を持つことである。よいセラピストであるには、これがかなり重要である。そういった経験があると、相談者の悩みや苦しみに対して、〈共感〉を持つことができるからだ。もちろん、相談者に〈共感〉を持つには、ほかのやり方もある。だが、自分が同じように苦しんでいたことがあるなら、〈共感〉がより容易になるのは当然だろう。また、過去に自分が精神的な問題に苦しんだ経験があれば、その問題に対して、謙虚にもなれる。その病気を克服することがどんなに難しいか知っているので、そう簡単に治すことができるとは考えないからである。その結果、セラピーの過程で、相談者に無理な要求をすることもなくなる。つまりは、相談者に優しくなれるのである。そして、自ら悩んで、その問題を克服した経験があれば、相談者のよいお手本になれる。その病気に関する〈権威〉として上から治療を施すのではなく、同じ病気を経験した〈先輩〉として、対等な立場からセラピーを進めることができるのだ。

## ◈——本書の目的

ここまで書けば、この本が何を目的としているかはおわかりいただけるだろう。この本では二十一人のセラピストたちが個人的に体験した〈精神的な悩み〉について語っている。その悩みのいくつかは〈内気〉の問題だったり、〈ストレス〉の問題だったり、比較的多くの人が経験するようなものである。だが、中にはもっと深刻で、〈薬物依存〉や〈虐待〉の問題に関係するものもある。そういった経験をセラピストたちは正直に打ち明け、その問題からどうやって抜け出すことができるようになったのか、何がその決め手となったのかを詳しく語ってくれている。また、そこから抜け出したあと、どうやって落ち着いた状態を保つようにしているかも……。

したがって、それはそのまま、セラピストたちが体験した〈精神的な悩み〉に対するアドバイスでもあるのだが（実際、多くのセラピストたちは、同じ問題に悩む読者のアドバイスになるように文章を書いてくれている）、このアドバイスのよいところは、〈具体的で役に立つ〉ということだけではない。何よりも、〈セラピスト本人の経験に裏打ちされている〉ということである。セラピストたちは自らの経験を語ることによって、その問題にどうやって立ち向かい、どうやってその問題を克服すればいいか、見本を示してくれているのである。自分の抱えていた悩みに押しつぶされず、努力してそこから抜け出す――それは素晴らしいことであり、また同じ問題に悩む人にとっては、自分たちより前に、そうした人たちがいたことを知るだけで、ずいぶんと心が励まされるのではないだろうか？

## ◇――私の場合

私は本書で紹介された精神科医や心理療法家のエピソードを読んで、大いに心を動かされた。自分の悩みを打ち明けるのは勇気のいることである。また、その悩みに真剣に立ち向かっている姿を見せることも……。実はクリニックを訪れる相談者のみなさんも、そうやって勇気を振りしぼって、私たちセラピストのもとを訪れ、状態がよくなるように真摯《しんし》な努力をしているのだが、まさにそれと同じことをセラピストたち自身がしているのである。

それを思うと、私はこうやって、セラピストたちの悩みを他人事《ひとごと》のように眺め、のんびりと序文などを書いていてよいのかという気持ちにとらわれる。私だって、自分の精神状態をうまくコントロールできず、悩んだ経験はたくさんあるのだ（それだけで、この本一冊を埋めることができるくらいである）。そこで、この場を借りて、自分自身のことも少しだけ書いておくことにする。

あれは去年の夏のことだ。朝から一日外出して戻ってくると、なぜかスクーターが壊れていて、またその間に停電があったのだろう、つけっぱなしにしていたパソコンの電源が切れ、まだセーブしていなかった重要なファイルがすべて消えていた。最悪なのは冷凍庫で、その中身は……。いや、もちろん、私は精神科医であるから、こういったことはたいしたことではなく、損害といっても物質的なものだけなのだから、大騒ぎする必要はないとよく知っている。にもかかわらず、私は動揺し、ぶつぶつと文句を言って、この状態を受け入れるまでに、しばらく時間がかかった。妻や娘たちには、「へえ、そうなんだ。心の専門家で、何があってもまず現実を受け入れることが大切って、本で書いている人がねえ」と、からかわれる始末だった。それに対して、私は「違うよ。精神科医になる前だったら、もっと腹を立てて、怒鳴りちらしていただろうからね」と反論を試みたが、自分の精神をコントロールするのは、そのくらい難しいのである。まあ、その時は自分のいら立ちをあるがままに見つめることによって、ようやく落ち着き、生活はまたいつものリズムを取り戻したのだが……。

また別の話をすると、以前、私は専門分野において、自分が完全ではないことに悩んでいた。理論ではわかっていても、実践のほうがついていかなかったからである。その結果、なんだかいつでも自分が詐欺をしているような気がして、居心地の悪さを感じていた。だが、今では「まず自分が完全ではないことを受け入れ、その上でなるべく自分の欠点や弱点が克服できるよう努力しよう」と考えている。自分が完全ではないことを否定したり、完全ではない状態に甘んじようとはしていない。私は普段、相談者のみなさんに、「まず自分の欠点や弱点を受け入れましょう。それから、その欠点や弱点をできるだけ克服するようにしましょう」と話している。それを自ら実践したのだ。

〈精神的な悩み〉に関する問題なら、ほかにもある。私はもともと内気で、心配性なところがあり、小さなことで気分が落ちこむという悩みを抱えていた。これは精神科医としてやっていくには、あまり望ましいことではない。けれども、精神科医として活動するうちに、それを克服する三つの治療法を知り、その悩みをある程度、解決することができた。すなわち、内気を克服するには〈自己主張訓練〉が、心配性を抑えるには〈認知療法〉が、気分の落ちこみを防ぐには〈マインドフルネス認知療法〉が役に立ったのである。その意味では、自己主張訓練の本を書いたジャン＝マリ・ボワヴェールとマドレーヌ・ボードリー(2)、認知療法の本を書いたアイヴィー・ブラックバーンとジャン・コットロー(3)、マインドフルネスの本を書いたジンデル・シーガルとジョン・カバットジン(4)には感謝している。そういった治療法を知ることによって、私は自分自身が以前とは違う人間に――それも自分がなりたかった人間になった気がして、人生がずっと生きやすくなったように感じているからである。

## ◇――悩みを話して学びあう

だが、私はこういった人々に感謝すると同時に、何よりも私のクリニックを訪れる相談者たちに感謝したい。相談者たちの悩みを一緒に考え、セラピーを行なっていると、私は自分自身が癒やされるのを感じることがある。相談者たちの悩みを理解することは、自分の悩みを理解することであり、相談者たちの問題を解決することは、自分の問題を解決することなのである。つまり、私が言いたいのはこういうことだ。

医師と相談者の間に境はない！

その証拠に、古くからの相談者は、私の顔を見て、こう言うことがある。「先生、今日は元気がないね。何か悩み事でもあるんじゃないの？」と……。それが本当だったら、私は黙ってうなずく。世の中は〈治療する人間〉と〈治療される人間〉の二種類に分かれているわけではない。〈強い人間〉と〈弱い人間〉に……。〈悩みのない人間〉と〈悩みを抱えている人間〉に……。そうではなく、分けるとするなら、こうだ。〈悩みを克服した人間〉と〈これから克服しようとしている人間〉である。したがって、医師であるか、相談者であるかにかかわらず、お互いに悩みを話して、学びあえばいい。どんなふうな努力をして、その悩みを克服したかを……。本書が目指したのはそのことであり、それが私をはじめ、本書を執筆した二十一人のセラピストたちの願いである。

この本が、どうかみなさんのお役に立つことを！

クリストフ・アンドレ

# 第1部

# 辛い試練を乗りこえて

精神科医も心の病気や不調に苦しむことがある。社交不安、うつ、疾病恐怖、閉所恐怖症、パニック障害。小さいころに虐待された経験や薬物中毒の体験がずっとあとまで尾を引いている者もいる。そんな試練を、精神科医たちはいったいどうやって乗りこえたのだろう？

# 第1章 内気の殻を出てみよう

ステファーヌ・ロワ

「もっとはっきり自分の意見を伝えたい」「物怖《ものお》じせずに人前で話したい」。そう思っているなら、ぜひ著者の話に耳を傾けてほしい。内気を自認する著者は、内気な性格の人ならではの悩みをずっと抱えてきた。そういった自身の体験から、内気さを乗りこえるためのヒントを教えてくれる。まずは、かつて内気な少年だった著者の過去をのぞいてみよう。

## ――はじめに

私は内気である。そして、内気な人間にとって、自分のことを話すのは決して簡単なことではない。しかし、もし内気な自分を乗りこえたいなら、そんな自分を受け入れ、臆することなくありのままの自分を出すしかない。

とはいえ、「ありのままの自分を出そう」と言われてすぐにそうできるくらいなら、内気な自分に悩んだりしてはいないだろう。それができるようになるために、これから「内気さ」についてお話ししていきたい。きっと、内気な自分を乗りこえていくためのヒントになるだろう。それはまた心理療法家として、そして内気な人間としての私の経験から出たものでもある。

しかし、その前に、まずは私自身がありのままの自分を出して、子どものころの経験をお話ししようと思う。

## 注目される不安——黒板の前に出ると

思いおこせば、私は子どものころからずっと内気だった。もちろん、友だちはいたし、それなりに楽しい日々を過ごしてもきた。しかし、初対面の人と話したり、人前で意見を言ったりするのは苦手で、特に女の子の前では、しどろもどろになったものだ。

また、人前に出て注目されることも、大いに苦手だった。

小学生のころには、クラスのみんなの前に立っただけで、パニックになったこともある。あれは八歳くらいだっただろうか。当時、担任だった男の先生はとても優しい人だったが、困ったことに、授業中は決まって誰かを黒板の前まで呼んで、質問をしていたのだ。私にとって、それは恐ろしい試練だった。「どうしたら先生に当てられずにすむだろう」。そう思って、あれこれ知恵を巡らせたものだった。友だちの陰に隠れたり、床に落ちたものを拾うふりをしたり、はたまたトイレに行きたいと言ってみたり。さらには、「どうか当たりませんように」と、神様に祈ったりまでした。

しかし、そんな努力もむなしく、ある日、先生の指は私をさした。黒板の前に呼ばれてしまったのだ。

名前が呼ばれたとたん、心臓がどきどきしはじめたことを覚えている。手は震え、顔も赤くなった。それでもなんとか前まで出ていったが、みんなが注目していると思うと、頭の中はもう真っ白だった。質問に答えるどころか、先生が何を質問しているのかさえ、理解できない。鼓動はどんどん速くなり、心臓が口から飛びだしそうになった。そんな私を見て、間もなく先生は「もう席に戻っていいぞ」と言ってくれた。おそらく、気の毒に思ってくれたのだろう。こうして、私はすごすごと自分の席に戻っていった。クラスのみんなから好奇の目で見られながら……。

## 断われなくてゴールキーパーに

それから数年後、中学生になってもあいかわらず私は内気だった。そして、そのせいで、クラス対抗の球技大会でハンドボールのゴールキーパーをやるはめになった。断われなかったからだ。そもそもゴールキーパーなんて役どころは誰もやりたがらないもので、私だってやりたくなかった。だいたい、私は球技が苦手だったのだ……。けれども、みんなは私を推薦した。そして、ひとたび推薦されると、私は嫌と言えなかった。おそらく、クラスメートたちは、そんな性格を見こしていたのだろう。

試合については、悪夢のようだったとだけ言っておこう。次々とシュートを浴びせられ、散々な結果だったのだ。試合中は、早く試合が終わってほしいと思いながらも、クラスのみんなから何を言われるだろうと考えると、終わるのが恐ろしくもあった。みんなからの評価が気になって仕方なかったからだ。

そして、この時を境に、私はますます他人の評価を気にするようになった。

やがて、私は大学に進学して心理学を学び、卒業後はパリの病院に勤務して、〈社交不安障害〉の治療チームに入った。そうして、それまで自分が抱えてきたものが〈社交不安〉であることを知ったのである。

## ◈——内気と〈社交不安〉

では、ここからは〈社交不安〉について簡単に説明しよう。

〈社交不安〉というのは、他人とかかわる場面で感じる不安で、誰もが感じるものだ。たとえば、大勢の人の前で話をする時や、自分の意見を言わなくてはならない時、人の視線を感じながら動作をする時に感じる不安がそれである。その根本にあるのは、「他人に見られること」「他人に評価されること」への不安だ。

内気な人の場合、この〈社交不安〉が現われやすいと考えられている。たとえば、人前に出るのを嫌がったり、先頭に立つのを避けたりするのはこのせいだ。特に、初対面の人が相手だと、内気な人は〈社交不安〉を感じやすい。

私が小学生の時に黒板の前に出るのを恐れたり、中学生の時に自己主張できなくてゴールキーパーになったりしたのも、まさにこの〈社交不安〉のせいだった。「他人の目」が気になって仕方なかったのである。

ただし、内気というのはあくまでも性格である。よく知っている人が相手なら、内気な人でも本来の自分を出して、気軽に話したり行動したりできるものだ。つまり、慣れていけば自然に〈社交不安〉を感じなくなることもあるのである。そもそも、人間なら誰しも内気な一面を持っているものだろう。内気だからといって必ずしも病気には結びつかないのだ。

## 〈社交不安障害〉

これに対して、〈社交不安〉が極端に強く、日常生活に差しさわりがあるようなら、それは性格の問題ではなく、〈社交不安障害〉と考えたほうがいいだろう。〈社交不安障害〉は精神疾患であり、自然に不安が解消することはない。

〈社交不安障害〉の人は、「他人から否定的な評価を受けること」に対して抑えがたいほどの恐怖を抱いている。その結果、恐怖を感じるような状況に直面するのを次第に避けるようになり、活動が狭められてしまう。たとえば、人前で話をしたり、他人の意見に異議を唱えたりすることを恐れるあまり、会議のある日は会社を休む、あるいは、ＰＴＡの会合に欠席する、という具合だ。たとえ生活に支障を来すとしても、強い不安があるために避けてしまうのである。

## 赤面――〈社交不安〉が身体に出る

ところで、内気な人の中には、赤面に悩む人も少なくないのではないだろうか。実は、〈社交不安〉

は身体に現われることもある。小学生だった私が、教室で心臓がどきどきしたり、手が震えたり、顔が赤くなったりしたのは、そのためだ。ここでは、その中のひとつ、赤面について少々述べてみたい。

確かに、赤面すると多少きまりが悪くなるものだ。私自身も時々赤面することがあるので、その気持ちはよくわかる。だが、赤面というのは、言ってしまえば、人間の身体のごく正常な反応で、日常的なものである。生理学的には、頬《ほお》の毛細血管が広がって、頬を流れる血液が透けやすくなるだけのことなのだ。だいたい、誰だって顔が赤らむことくらいあるだろう。つまり、決して恥ずかしいことではないのである。

ただし、赤面を「弱さが表に出たもの」「とても恥ずかしいもの」と考えて、何が何でも赤面しないようにする、あるいは赤面する状況を恐れて避けるという場合は、〈赤面恐怖〉という精神疾患かもしれない。こうなると、問題は赤面そのものではなく、赤面するところを他人に見せまいとする考え方のほうになる。つまり、「赤面はごくあたりまえの反応だ。弱さの現われでも何でもない」、そう思うことができて、人前で赤面しても平気になれば、それが治癒になるのだ。

## ◈——不安と向きあう

ここまで、〈社交不安〉について述べてきた。では、ここからはどうすればその〈社交不安〉を克服できるのかについて、話をしていきたい。

私はよくセラピーの相談者に「勇気を出して、不安と向きあってみましょう」と提案する。つまり、不安を感じている状況にあえて身を置いて、だんだんとその状況に慣れていけるようにするのだ。初めはそれほど不安が強くない状況でやってみて、それができるようになったら、もう少し不安の強い状況に挑戦していく。要は少しずつ慣らしていくのである。

## ジェロームの場合

ここで、実際にこの方法で不安を克服したジェロームという男性を紹介しよう。

ジェロームは大手建設会社の人事課で働く優秀な若者だが、会議で発言することが大の苦手だった。そこで、セラピーではまず相手をひとりにして、模擬会議を行なった。それでもジェロームは大きな不安を感じていたが、その不安が半分程度に小さくなるまで続けてもらった。その後も、ジェロームはひとりを

column 01

### ❖ 不安な状況に向きあう時の注意点 ❖

◆ 無理をしない

耐えられないと感じたら、無理に続けてはいけない。そういう時は、もう少し不安の程度が小さくなるような状況を選んでみよう。

◆ 繰り返す

ほとんど不安を感じなくなるまで繰り返そう。そうすることで自信もついてくる。

◆ とことん向きあう

不安な気持ちが半分くらいに減るまで、その状況にとどまろう。また、他人の視線を避けないこと。サングラスをかけたり、お酒の力を借りたり、ハンカチや携帯電話を取り出すふりをして不安をごまかさないようにしよう。

◆ 根気よく続けて、自分をほめよう

焦らずに、時間をかけて続けること。長い間に身についたものが、ほんの数日で変わるはずはないのだから。そして、どんなに小さくても、成果があがれば自分をほめよう。今日の自分と、数日前、数週間前の自分とを比べてみてほしい。たとえゆっくりでも、何かが確実に変わっているはずだ。

相手に発言する練習をし、何度も模擬会議を繰り返した。

やがて慣れてくると相手の人数をふたりにし、さらに様子を見ながら三人に増やしていった。それとともに、会議の時間も少しずつ長くのばせるようになった。そうして、少しずつ不安と向きあった結果、ついにジェロームは多くの人の前で発言できるようになったのである。

このジェロームの例でもわかるように、不安と向きあう時は「少しずつ」というのが大切である。くれぐれも無理はしないようにしてほしい。「よし、不安と向きあうぞ！」と意気込んで、いきなり大きな不安を感じる状況に挑戦するよりも、少しずつ段階をあげていくほうが効果的なのだ。

たとえば、人前で話すことが苦手な人が、結婚式でスピーチを頼まれたなら、まずは誰もいない部屋でひとりで練習し、次は家族の前で、それがうまくいったら、ごく少数の友人を前にスピーチをしてみる。そして本番の結婚式に臨む、という具合だ。

## 避けても不安は克服できない

この「あえて不安な状況と向きあう」という方法は、〈曝露《ばくろ》療法〉と呼ばれる心理療法で（この場合の「曝露」は、「不安に身をさらす」の意味になる）、内気さを乗りこえていく上でも、大変役に立つものだ。私自身、この方法のおかげで内気な自分を克服できているといえるだろう。ただし、不安や恐怖が深刻な場合は自己流で試さず、必ず医師や心理療法家の指導のもとでセラピーを受けるようにしてほしい。

それにしても、なぜわざわざ不安に向きあわなくてはならないのだろうか？　それは、不安というのは、避けているだけでは克服できないからである。もちろん、不安から逃げたくなる気持ちはよくわかる。私だって、話のあわない知人を避けたことはあるし、ばかだと思われたくなくて発言しなかったこともあるのだから……。

だが、繰り返すが、不安な状況を避けたところでその不安が小さくなることはない。逆に、避けることでその状況はますます乗りこえがたいものに感じられる。その結果、不安はさらに強まってしまうのだ。そのため、あえて不安と向きあうことが大切になってくるのである。

## ◇――自己主張――相手の反応が怖い

「不安を克服する」ということに関連して、次に「自己主張できないこと」についてもお話ししたい。何かをお願いしたり、嫌だと言ったりするのを苦手に感じている人は、意外と多いものである。

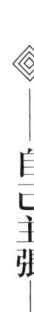

私自身、長い間自己主張するのがとても苦手だった。思えば、中学生の時、ゴールキーパーを断われなかったのも、自己主張ができなかったということだ。なぜ、ずっと自己主張ができなかったのか？　理由は簡単だ。もし私が何か言ったら、当然、相手から返事が戻ってくるだろうが、もしその返事が嫌なものだったらと思うと、それだけでもう怖くなり、何も言えなくなっていたのだ。

このように、自己主張ができない理由には、相手から拒絶されることや攻撃的な言い方をされることへの不安がある。つまり、「こんなことを言ったら、嫌われたり、非難されるかもしれない」という気持ちがあるのだ。

　しかし、自己主張できないでいると、悪循環におちいることにもなりかねない。「嫌われたらどうしよう」と、相手の反応を恐れて言いたいことをのみこんでいるうちに、自分に必要なことを求める気持ちまで封じこめるようになるからだ。そうなると、自尊心が失われて、自分に自信も持てなくなる。その結果、ますます自己主張ができなくなってしまうのだ。

## 自己主張とは伝えること

　そもそも、自己主張とは何なのだろうか？

端的に言うと、それは「伝える」ことである。

では、「伝える」とは、どういうことだろうか？　それは、人とつながりができるということだ。たとえば、話しかけてきた人に対して何か答えれば、それは自分の意見を伝えることになる。そうすると、相手とつながりができる。たとえ何も答えなかったとしても、何も答えないということが、相手に何かを伝えることになる。それもまた一種のつながりだろう。人とかかわって生きていく以上、私たちは何も伝えないことなどできないということなのだ。

　結局、自己主張というのは、自分の願いや自分が大切に思っていることを、相手に伝えることである。伝えたいことをより確実に相手に伝えたいなら、「不安にとらわれることなく、相手を敬いながら話をする」、それが何よりだろう。

## 返事は気にしない

とはいえ、思ったような返事が戻ってこなかったり、素っ気ない態度を取られたりしても、気にしないでほしい。こちらが何かお願いできるということは、相手だって断わることができるということなのだから（これは逆に言えば、何かお願いされても、こちらだって断われるということでもある）。

だから、断わられたからといって、くれぐれも「自分はだめな人間だ」などと考えないようにしよう。そもそも、人の価値は、ひとつやふたつの頼み事を断わられたくらいで揺らぐものではない。大げさに考えないのが一番である。

column 02

### ❖ 自己主張のためのキーワード ❖

◆ 用件をはっきりと

まずは、用件をはっきりと伝えること。
例「お貸しした15ユーロを返してもらえませんか」

◆ 思いやり

そして、用件とあわせて、相手を思いやる言葉も入れよう。
例「お困りなのはよくわかります。でも、お貸しした15ユーロは返してもらえませんか」

◆ 自分の気持ち

さらに、自分の気持ちを表わそう。それと同時に、相手のことも思いやるとよい。
例「何度もお願いして申しわけないのですが、でも、お貸しした15ユーロを返してもらえませんか。お困りなのはわかりますが……」

◆ 粘り強く

粘り強く話をしよう。用件と相手を思いやる言葉、自分の気持ちを表わす言葉を繰り返すのもよい。
例「ええ、お困りなのはよくわかります。ただ、15ユーロは返してもらえませんか。そうですね、大変ですよね。でも、何度もお願いして申しわけないのですが、私もお金を返していただけないと困るので……」

◆ 次につなげる

そして、会話の最後は、次につなげる言葉で締めくくろう。
例「今週が無理なら、来週でもいいんです。お願いします」

## ◈——おわりに——内気の山

さて、締めくくりに、「内気な自分を山に見たてる」という話を紹介しておこう。

まずは、大きな山を想像してみてほしい。そのすぐそばにいるとしたら、山はとてつもなく大きくて、重くのしかかってくるように感じられるだろう。けれども、ある程度の距離まで遠ざかれば、そこから見る山は、さっきよりも威圧感が小さいのではないだろうか。そして、離れてみれば、山の向こう側へと抜ける方法も見えてくるだろう。ひょっとしたら、脇道やトンネルが見つかるかもしれない。つまり、近くにいれば押しつぶされそうで、とても越えられそうもなかった大きな山も、離れてみれば越える方法がわかるということだ。

実は、内気な自分というのも、この山のようなものである。もし内気な性格に悩んでいて、それが重くのしかかっているなら、少し離れて自分を見てみるといい。そんなに悪いところばかりではないだろう。いや、むしろいいところがたくさんあるのではないだろうか。なにしろ、内気な人には、聞き上手で相手を思いやることができるという、素晴らしい長所があるのだから……。

そして、そうやって自分を見てみれば、これまで感じてきた不安はちっぽけに思えてくるはずだ。想像で大きく膨らんでいた不安も、適度な大きさに戻ってくれるだろう。そうなれば、世界がもっと単純に思えて、何でもできる気がしてくるに違いない。考えようによっては、平坦なだけの人生なんて面白みがないではないか。

私はこの章の初めにこう書いた。「もし内気な自分を乗りこえたいなら、そんな自分を受け入れ、臆することなくありのままの自分を出すしかない」。そう、長所も短所もふくめて、丸ごと自分を受け入れれば、人の目もそれほど苦にならなくなるものだ。怖がらずに、そのままの自分を出して、人とかかわってみてほしい。

少しだけ自分を変えれば、内気の殻を破ることはできる。ありのままのあなたを出せばいい。きっと、受けとめてもらえるだろう。

第2章

# 病気を恐れるということ

ローラン・シュネヴェイス

たとえ医師であっても病気は恐ろしいものだ。著者もまた、悪性の皮膚がんの可能性を前に、不安発作を引きおこす。不安障害の専門家として、がんの恐怖におびえる自分をどうケアするか。自身のこの経験を振りかえりつつ、医師と相談者の両方の立場から、病気への恐怖を克服するために取るべき行動を考察する。

## ――精神科医も例外ではない――私の場合

ご存じだろうか、皮膚がんにもさまざまな種類があることを。たとえば、メラノーマの名前で知られる〈悪性黒色腫〉や〈有棘《ゆうきょく》細胞がん〉は、その悪性度の高さで有名である。これらは転移の危険性が非常に高く、いったん転移すると予後は極めて厳しい。

## 突然の恐怖

数年前から、私は皮膚科医の友人であるリュックのクリニックに通っている。顔にいぼができるようになったため、液体窒素をぬって切除してもらうのだ。これは一般によくある症状であり、私はいつも気楽に治療を受けていた。

クリスマス休暇を間近に控えたある日、私はまたリュックを訪ねた。診察の合間に休暇を山で過ごす話をすると、「それなら、山から戻ってきたころに生検をやってみるか。まあ、念のためだな」とリュックが答えた。私は何の不安も感じなかった。結局はいつものように液体窒素の治療をするだけだろうと思っていたのだ。二週間後、リュックはいぼの一部をとってガラスの容器に入れて密封し、検査機関に提出する書類に記入しながら、何気ない様子でこう言った。「有棘細胞がんの検査をしておくからな」

リュックの言葉を聞いた瞬間、私はぼうぜんとなった。有棘細胞がん！　衝撃のあまりどうやって家までたどりついたのかも覚えておらず、しかも帰宅してようやく、体調がおかしいことに気がついた。動悸《どうき》がして胸が苦しい。寒気も感じる――どうやら不安発作を起こしているようだ。私は自分を落ち着かせるために、いつも相談者に対して行なっているセラピーを試してみることにした。

## まずは不安を受け入れる

不安発作は必ずおさまる。それはわかっていたから、私はまず自分の身体に現われた発作の症状を観察した。しばらくして症状がおさまったのを見はからい、リラックスするために少し身体をほぐした。それから、これまでの心の動きを振りかえってみた。リュックの言葉を聞いた瞬間から、私は、自分のいぼは有棘細胞がんに間違いなく、どんどん悪化していくかもしれないという不安に取りつかれていた。もちろん、死に対する恐怖もあったが、こちらはそれほど強くなかったことに少し驚きもした。これはきっと、今まで出会った相談者たちのおかげなのだろう。私はがんで苦しんでいた人たちと多くの言葉を交わしてきた。中でもある女性相談者のひと言は、今でも私の心を離れない。「先生、個体レベルで考えると、わたしたちは死なないんですよ。だって自分が死ぬ姿を見ることはないでしょう？　死んだとしても、自分では絶対に気がつかないんですよね」

カウンセリングで死が話しあわれるたび、私はいつもこの言葉の助けを借りて、今この瞬間、自分たちが生きている事実に感謝する。今回は私自身がこの言葉に救われたのだった。

## 〈認知再構成法〉で現実に立ちもどる

こうしてようやく不安発作がおさまったので、私は次に自分に対して具体的なセラピーを施すことにした。だが詳しい話に入る前に、普段私が行なっている心理療法について少しだけ説明しておきたい。

現在、心理療法には、大きく分けて、〈精神分析療法〉と〈認知行動療法〉のふたつの方式がある。〈精神分析療法〉は、相談者がセラピストに導かれながら自分の過去を語ることで、今抱えている問題の原因に気づき、その根本的な解決を図ろうというものである。もうひとつの〈認知行動療法〉は、相談者の現在の問題だけを取りあげ、セラピストと相談者が協力しながら、相談者の思いこみ（＝認知のゆがみ）を修正し、問題行動の改善を目指す（第23章コラム30参照）。今回は私自身が〈認知行動療法士〉であることから、〈認知行動療法〉のひとつである〈認知再構成法〉を行なうことにした。

私はまず、自分に向けて質問を出し、その答えが現実的なものかを考えた。

●質問「私は何が不安なのか」。答え「がんになって苦しむこと」

では、その不安は現実的なものなのか？

最初に、今回の不安の大前提である「がんになっているかどうか」だが、この段階で私が実際にがんにかかっているという根拠は乏しい。今はまだリュックがそうかもしれないと疑っているだけなのだ。だがこれに反して、がんではないという根拠はたくさんある。まず、いぼには有棘細胞がんに特有のびらんが見られない。また、以前にできたいぼも悪性ではなかった。したがって、がんである可能性は限りなく低い。それでも、ゼロではないだろう。よって、私は最悪の事態までを考慮することにした――もし、有棘細胞がんだったとしたら、病状は深刻だろうか？　すると、そうではないとする根拠ばかりが現われた。となると治療法はあるのだし、初期の段階で発見されるのであれば（仮にがんだとしても私の場合は初期のケースだろう）、問題なく治療できる。万が一初期でなかったとしても、まあその可能性はほぼないだろうが、それほど深刻な状態ではない……。

これで、思いこみは捨てられたと判断してよいだろう。次は不安な状態から抜け出せるかどうかである。ここへきて、私は心気症の患者、ジョルジュの言葉を思い出した。心気症とは、悪い病気にかかっていると思いこみ、医学的な異常がないのに身体の不調を訴えつづける症状である。そのジョルジュがある時私にこう言ったのだ。「ぼくにはいつか必ず深刻な病気になるという確信めいたものがあるんです。だから不安な気持ちになるたびに、病気になるかもしれない、でもそれは仕方がないんだと、あえて考えることにしました。あとはもう騒がず、ほかのことを考えて気を紛らわせることもしない。すると不思議なことに自然と気持ちが落ち着いてくるんですよ」

確かにジョルジュの言うとおりだ。不安な気持ちになった時は逃げてはならない。不安から目を背けても、かえって不安が強まるだけだ。私はジョルジュのやり方を真似て、不安になるたびに、がんだったとしてもそれは仕方のないことだと考えることにした。その効果はすぐに表われた。最悪の事態を受け入れただけで、翌日にはもう不安が現れなくなったのだ。

そして検査から六日後、いぼは良性であることがわかった。

以上が私の体験である。こうして振りかえるとあっという間の出来事だったが、当時の私にとっては考えていた以上に大変なことだった。私がこの恐怖を乗りこえられたのは、かつての相談者たちからもらった言葉と、普段行なっている〈認知行動療法〉のおかげだった。今回はセラピストと相談者を私が一人二役で行なったが、本来〈認知行動療法〉は、お互いの協力により解決を図っていくものである。

ここからは、私が実際に相談者に行なったカウンセリングを紹介するので、それぞれの症例から得た教訓を心に留めつつ、〈認知行動療法〉がセラピストと相談者のチームワークで取りくむべき療法であることを、ぜひ知っていただきたいと思う。

## ◇――脳腫瘍はよくある病気？――アイサの場合

アイサ、五十二歳、脳腫瘍《しゅよう》の恐怖におびえ、私のところへやってきた。すでに別の医師のセラピーを受けていたこともあり、原因はわかっていた。アイサは難民で、母国にいた九歳の時に父親をゲリラ兵に殺されていた。目の前で父親の頭を銃で撃ちぬかれたのだ。その後アイサは兄弟とともにフランスに逃れ、自分なりの対処法で過去のトラウマを克服したつもりだった。ところがここへきて、脳腫瘍への恐怖という形でかつてのひずみが現われたのだ。

一般に、こうした過去のトラウマが関係する問題では、相談者に過去を語らせることで原因の根本を自覚させる〈精神分析療法〉が有効だといわれている。アイサも四年にわたって〈精神分析療法〉を受けていたが、望ましい結果は得られていなかった。しかも、頭痛が起こるたびに脳腫瘍を疑ってパニックにおちいり、担当医師にＭＲＩやＣＴ検査を要求しつづけた。医師は検査が不要であることを繰り返し説明し、次に保険の対象外だと諭し、最後には、それでも検査を望むのであれば自分は担当を外れるとまで宣言した。だがアイサは絶対に検査を諦めなかった。それで異常が発見されなくても、今度は見おとしや検査機器の操作ミスを疑ってまたパニックにおちいった。

〈認知行動療法〉の観点から見れば、頭痛の理由は明白だった。脳腫瘍を心配するあまり身体が緊張して、それが頭痛を引きおこしたのだ。けれどもアイサは思いこみを捨てられなかった。しかも不安を鎮めるためにインターネットの検索に没頭し、新しい情報やがん患者たちとの交流でさらに不安をあおられるという悪循環におちいっていた。

## 相談者の訴えに耳を傾ける

不安症の人は自分だけが感じる症状を言いつづけるため、まわりの人がうんざりして話に耳を貸さなくなることが多い。セラピストの場合は、相談者の不安を増大させないため、同調することを避けてあえて話を受けながすことがある。この時、セラピストが少しでも相談者に対する疑いを示したら……相談者はセラピストを信用しなくなり、クリニックに来るのをやめてしまうだろう。私はそうなることを恐れ、アイサの話をじっくり聞くことから始めることにした。

まず私たちは、フランスにおける脳腫瘍の現状について話しあった。アイサは断言した。「脳腫瘍は珍しい病気じゃないんです。テレビでもあんなに取りあげられているじゃありませんか。わたしのまわりにも何人か患者がいますしね」。私はアイサが大げさに考えすぎていると思った。現在フランス国内の脳腫瘍の発症率は年間で、十万人につき五、六人であり、人数で言うと三千五百人から四千人でしかない。それでも私はアイサの言い分が正しいかどうかを自分で検証してみようと思い、一週間かけて周囲を調査することにした。家族や友人、同僚、薬剤師と話すたびに、まわりに脳腫瘍の患者はいるかと探して回ったのだ。一週間後、アイサの正しさが証明された。なんと私の周辺からも実際に何人かの脳腫瘍患者が出てきたのである。もちろんこれは、気にすればするほど情報が集まるということの、典型的な例ともいえるだろう。

アイサはまた、インターネット上には脳腫瘍に関するサイトが氾濫《はんらん》しているとも言っていた。実際にインターネットで〈脳腫瘍〉と検索してみると、フランス語のサイトだけで五十二万件がヒットした。比較のために〈心筋梗塞《こうそく》〉で検索した結果は、半分にも満たない二十一万件。ここでもやはりアイサの主張は正しかったのだ（年間で新たに発症する患者数で言えば、〈脳腫瘍〉の四千人に対して、〈心筋梗塞〉はその三十倍の十二万人。だが、検索のヒット数で言えば、〈脳腫瘍〉のほうが多いことは間違いない）。

これ以降、私はアイサの発言をさらに注意深く聞くようになった。またほかの相談者についても、主張には真剣に耳を傾けなければならないと思った。相談者の側も、納得いかなければセラピストに反論することをためらってはならない。また、セラピストに信用されていないと感じたのであれば、とことん話しあう努力が必要である。

## ◇——長生きするために幸せでいることにしました——マチルドの場合

五十代のマチルドはパニック障害に苦しんでいた。パニック障害とは、前触れもなく突然の不安に襲われてしまうことで、この突然の不安は、動悸、発汗、呼吸困難、手足の震えなどのパニック発作を引きおこす。また、パニック障害の患者は〈広場恐怖〉を併発していることが多い。これは、電車、エレベーター、劇場、人込みなど、パニック発作が起きた時に、逃げられない、助けを求められない場所に行くことの恐怖であり、ひどい場合は外出もできなくなる。マチルドにもこの〈広場恐怖〉があり、何よりも、自分はいつかパニック発作のせいで死んでしまうのだという恐怖におびえていた。私は〈認知行動療法〉を使って、身体的な症状を抑える方法や思考の流れを変える方法を一緒に試していくことにした。

だが、私がどれほどがんばっても、マチルドに考え方を変えさせることはできなかった。マチルドはかたくなに、自分はパニック発作で死ぬのだと思いこみつづけた。いっときは、私の主張を受け入れかけたこともあったのだ。マチルドは言った。「こうしてカウンセリングを受けているということは、発作を繰り返しても死んでいないということだから、わたしは間違っているのかもしれませんね」。私はそのタイミングで、パニック発作が原因で死ぬことはないという研究結果を伝え、マチルドも心を動かされているようだった。

ところがある日、マチルドが私の著書を持ってきてこう言った。「先生はここに、不安症の患者は心臓の血管に病気を抱える患者の倍も不幸だと書いていらっしゃいます。それから、不安症の患者は短命かという議論がある、とも」。私たちの信頼関係は崩れ、カウンセリングの続行は難しくなった。

## たどりついた答え

数週間後、マチルドが戻ってきた。前とは見ちがえるほど生きいきとした表情だった。カウンセリングを休んでいた間に、マチルドはあるラビ〔訳注　ユダヤ教の聖職者〕の講演を聞きにいっていた。〈広場恐怖〉に苦しんでいたマチルドにとって、それは非常に勇気のいる行動だったはずだ。講演のテーマは「神に与えられた寿命よりも長生きしたければ、両親を敬いなさい」。具体的には、両親と仲がよければ日々を幸せな気持ちで暮らせるようになり、そのおかげでさらに長生きできる、という話だったらしい。マチルドはこの講演で、長寿は幸福と関係があることを教えられたそうだ。そして、突然襲いかかってくる不安こそが、自分の幸福の妨げになっていると気づいた時、パニック発作では死なないという研究結果を真摯に受けとめ、思いこみを捨てることにしたという。マチルドはこう考えた。パニック発作で死ぬという思いこみを捨てたら、そしてパニック発作では死なないという意見を受け入れたなら、もう発作を恐れる必要はなくなる。そうすればもっと思いどおりに生きられて、もっと幸せになれる……。

「先生、わたし、長生きするために幸せでいることにしました」

十八世紀の思想家、ヴォルテールの有名な言葉をご存じだろうか。「私は幸せでいようと心に決めた。なぜなら健康にいいからだ」。私の友人であり、この本の編者でもあるクリストフ・アンドレ氏がこの言葉をモットーとして提唱するより早く、マチルドは自力でここにたどりついていたのだ。このあとカウンセリングは順調に進み、パニック障害は快方に向かった。〈認知行動療法〉はセラピストと相談者がチームプレーで行なうものである。セラピストである私はもちろんのこと、相談者自身にも改善に向けた努力が必要なのである。

## ◇──本当に恐れていたものは──クロード＝ジャンの場合

クロード＝ジャン、四十代、大学教員。耳鳴りが治らず、担当の耳鼻科医の指示で私のところにやってきた。耳鳴りは普通、大音量の音楽を聴いた場合などの突発的な原因によって起こる。ところがクロード＝ジャンは、思いあたる原因もないままもう一年間も苦しんでいた。しかも最初は単発の耳鳴りだったものが、だんだんと慢性化するようになり、それと並行して右耳の聴力も落ちはじめているらしい。さまざまな検査を受けても治療の手がかりすらつかめず、クロード＝ジャンはただ耳鳴りに耐えるしかなかった。

第一回目のカウンセリングが終わり、別れのあいさつをしているさなか、クロード＝ジャンが急にこんなことを言いだした。「先生、実はまだ話していないことがあります」。相談者の中には、覚悟を決めてカウンセリングにきても、うまく本心を打ち明けられない人は多い。別れ際がようやくやってきたチャンスという場合もあるのだ。クロード＝ジャンは私にうながされ、話を続けた。それによると、本当に辛いのは、耳鳴りがおさまらないことではなく、脳腫瘍かもしれないという恐怖で夜中に目が覚めてしまうことだという。というのも、知人が一年ほど前に脳腫瘍で亡くなったことから、自分もそうなるのではと急に不安になりはじめ、耳鳴りの原因は脳腫瘍だと思えて仕方がなくなり、いくら検査で異常がないと言われても、その結果が信用できないというのである。そこで、私たちは次回のカウンセリングで、この脳腫瘍の不安について話しあうことにした。

## 誰もが死を恐れるわけではない

私はクロード＝ジャンのカウンセリングの準備をするうちに、いつしか、脳腫瘍の中で最も悪性度が高いといわれている、膠芽腫《こうがしゅ》にかかっていた相談者たちのことを考えていた。そして、その進行の早さはもとより、全員が亡くなっている現実が胸に迫り、クロード＝ジャンも死を恐れているに違いないと考えた。そこで、カウンセリングの目標を死の恐怖を軽減することにさだめ、それについて話しあうための準備を整えた。

やがて二回目のカウンセリングの日がやってきた。私は確認のためクロード＝ジャンに、脳腫瘍が怖いということは死ぬことが怖いのかと尋ねてみた。すると意外なことに「違います、私はがんで苦しむことが恐ろしいのです」という答えが返ってきた。私はよほど驚いた顔をしたらしく、クロード＝ジャンはあわてて説明を始めた。「私のようなケースは珍しいのかもしれませんね。でも人は死ぬものだということには納得しているんです。父も、私が十六歳の時に亡くなりましたから。私の父は、商売人から市議会議員を経て、市長にまでなった人です。だから地元ではなかなかの有名人だったんですよ。その父が、自分が脳腫瘍にかかったとわかった時、私にこんなことを言いました。『全部投げだして、おまえの母さんと一緒に世界一周の旅にでも出るかな』。結局、家族や地域のみんなと過ごすほうが幸せだからと、旅行は思いとどまりましたけれどね。父はその二年後に亡くなりましたが、本人は満足して死んでいったようです。でも私はそうではなかった。父の最後の半年間があまりに悲惨だったからです。

いったんは手術で腫瘍を摘出したのですが、再発したあとの治療が本当に辛そうで、やせ細った姿を見るのが苦しくてたまらなかった。二十五年たった今でも、その時の父の様子が夢に出てくるのです」

クロード＝ジャンは死を恐れていたのではなかった。私は自分の思いこみのせいで、カウンセリングを台無しにするところだったのだ。思い返せば私だって、死の恐怖よりもがんの恐怖におびえていたのに……。私たちセラピストは、まず相手の話を聞くことから始め、その上で判断しなければならない。思いこみで動いたり、意見を押しつけたりすることがあってはならないのである。

column 03

## ❖ 病気への不安を乗りこえるために ❖

病気への不安で押しつぶされそうになった時は、次の3つのアドバイスを思い出して、参考にしてほしい。

1 まずは冷静になること。不安は世の中の見方をゆがめる。不安とともに心に浮かんだ言葉は疑ってかかろう。心気症の人は痛みを感じるとすぐ深刻な病気と結びつけてしまう傾向にあるので、特に注意すること。

2 思いこみを捨てること。健康に対する認識は、思いこみによってゆがめられていることがある。たとえばフランスの外科医ルネ・ルリッシュ（1879－1955）の「臓器が沈黙している時こそ健康である証《あか》し」という言葉。これは今では通用しない。健康であっても、身体は常に何かしらのサインを出している。痛みが病気のせいとは限らないのだ。

3 じっくり取りくむこと。病気への不安を〈認知行動療法〉で克服しようとする場合、ほかの心理療法よりは短い期間ですむといわれてはいるが、それでもじっくり取りくむことを忘れないように。

第3章

# 閉所恐怖症と付き合う

ディディエ・プルー

著者は、若いころから長い間、閉所恐怖症に苦しんできた。そして、そのことをきっかけに心理学の勉強を始め、やがて心理カウンセラーになったものの、心理カウンセラーである自分が閉所恐怖症であるということにも悩みを感じる。さらに最初に学んだフロイト流の精神分析が自分の求めるものではないと気づいた。そこから、著者の新たな道への模索が始まった。

## 初めての発作

私が若かった一九七〇年代の初めごろ、フランスにはまだ徴兵制度があった。ただ実際は、軍隊などで青春をつぶしたくない多くの者があれこれ理由をつけ徴兵を逃れていた。ところが、私の徴兵免除の申したては、「軍はきみのような若者を鍛えてくれる。きみのためになるのだ」とあっさり却下された。

そうはいっても、さほど軍隊が辛かったわけではない。二十歳の若者にとっては、初めて撃つ銃は刺激的だったし、訓練の合間にたばこを吸い、仲間と酒を飲むのも楽しかった。しかし、そういう生活は、少しずつ私の心身をむしばんでいたのかもしれない。休暇の時、それは起こった。

その日、私はパリの地下鉄に乗っていた。故郷に帰る列車に乗るため、隊の仲間たちとサン・ラザール駅に向かっていたのだ。待ちわびていた休暇を前に、仲間同様、私も浮きうきしていた。だが、地下鉄車内はひどく混雑していて、私はだんだん気分が悪くなってきた。まだ着かないのか……そう思った時だ。突然ぐらっと強い目まいに襲われた。目の前が真っ暗になり、息ができない。胸に重しが乗っているみたいだ。手が震える。何だこれは！　心臓がばくばくし、思わずそばにいた同僚の腕を力いっぱいつかんだ。その瞬間、〈サン・ラザール〉という文字が目に入った。駅に着いたのだ！　地下鉄のドアが開くやいなや、私は外に飛びだした。が、ホームに降りたったとたん、その症状は嘘のように消えていた。

## 幼児期のトラウマ？

その体験をきっかけに、私は心理学の勉強を始めた。パリの地下鉄内で私を襲ったのが何だったのか、知りたいと思ったのだ。自分の症状が〈閉所恐怖症〉だということはすぐわかったが、その原因を突きとめたくて、興味を引かれたフロイトの本を片っ端から読んでみた。

フロイトによると、「精神世界の根底にはすべて性が関係あり、〈性的な抑圧〉が精神に何らかの影響を及ぼすことがある」ということだった。しかし、この仮説は自分には当てはまらないと思った。なぜなら、フランスでは一九六八年の五月革命以降、社会的に性が解放され、若者の多くがその恩恵に浴していて、私も例外ではなかったからだ。その代わりフロイトの唱える「すべての精神疾患は無意識に封印されていることに原因がある」という説が当てはまるのではないかと考えた。そして、私の閉所恐怖症は、子どものころのトラウマが原因ではないかと疑い、何かなかったか思いおこしてみた。

ひとつ思いついたのは、母と出かけたデパートでエレベーターに閉じこめられたことだ。その時、動かなくなったエレベーターの中で、母は私の手を握りしめていた。その手はじっとりと汗ばんでいて、幼い私にも母の不安が伝わってきた。しかも、ふと見あげると、母はすっかり青ざめている。何か大変なことが起きている、幼心にそう思った。幸い、間もなくエレベーターは動きだし、思い出そうとするまで、私自身、すっかりその出来事を忘れていたのだ。

その時、私は四歳だった。その年ごろは、精神分析学では、〈エディプス・コンプレックス〉が形成される重要な年齢、とされている。〈エディプス・コンプレックス〉とは、フロイトが唱えた〈幼児が異性の親に愛情を感じ、同性の親をライバル視するという概念〉だが、精神分析学ではそこからさまざまな恐怖症が生まれるとしている。私はこの説に飛びつき、あの出来事こそ自分の閉所恐怖症の原因なのだと考えた。

今考えると短絡的だったが、自分なりに心理学的な説明をつけられたことで私は満足した。それで落ち着いたのか、兵役を終えて故郷で学生生活を送るころにはほとんど症状は出なくなっていた。ただ、それにはもうひとつ理由があった。なるべく地下鉄や電車に乗らずに歩いて移動したり、電車に乗る前にビールを引っかけたりと、自分なりの対処法を見つけていたのだ。つまり、閉所恐怖症を引きおこす状況を徹底的に避けていただけなのだ。でも私は、それですっかり問題は解決したと思いこんでいた。

しかし、自己満足は長くは続かなかった。時々ではあっても、ひどい不安に襲われることはなくならず、さらに、故郷カンの大学での勉学を終えて心理カウンセラーとして働きはじめると、学んできた〈理論〉では説明しきれない〈現実〉が、壁となって私の前に立ちはだかったのだ。

## フロイト信奉への疑問

私が就職したのは、再犯を重ねる非行少年たちを預かる更生施設だった。少年たちと過ごすうち、私は、自分が学んだ心理学の〈理論〉と〈現実〉には、大きなギャップがあることに気がついた。その施設では、あるセラピーを取り入れていた。フロイトの流れをくむ心理療法のひとつで、参加者をグループに分け、話をしたり絵を描いたりし、ある言葉やイメージから連想する事柄を話すというものだ。そうして精神疾患を抱えている者が無意識に封印したことを意識し、吐きだすことにより、症状を克服できるというのだ。

しかし、セラピーを重ねても、少年たちの非行はおさまるどころか増えていった。同僚たちは、「あの子たちの精神状態は落ち着いてきているよ。ただ、まだ自分でそのことを意識してないだけだ」とセラピーの効果を主張したが、私は疑問を感じるようになった。だいたい、フロイトを信奉する人たちは、あらゆることをフロイトが言うところの〈無意識〉で説明してしまうのだ。なんたるご都合主義だ。それでは精神分析という名のまやかしだ。

そのころには、閉所恐怖症を克服できていないこともはっきり自覚していた。フロイトの精神分析では何も解決しない、別の考え方を学びたい。切実にそう思った私は施設を退職した。フロイト神話との訣別だった。そして、手に取ったのがアルバート・エリスの著書だった。エリス博士はアメリカの心理学者で、認知療法の草分け的な存在だ。博士の著書に感銘を受けた私は、ニューヨークにある博士の研究所で学びなおすことにした。一九八〇年代初めのことだ。

## アメリカへ

期待に胸を弾ませて、私はアメリカへ渡る飛行機に乗った。しかし、それはとんでもない旅になった。離陸したとたん、パリの地下鉄の時のような強いパニック発作に襲われたのだ。呼吸ができなくなり、身体が小刻みに震えた。「助けてくれ」と叫びそうだった。読んでいた雑誌を握りしめ、しまいには隣の乗客の腕をつかんでしまった。だが、自分ではどうにもならない。「窓を開けてくれ！」とわめきだしそうだ……。見かねた隣の乗客が水をもらってくれ、しばらくしてようやく落ち着いた。私の気を紛らわせようとしてか、その乗客が話しかけてくれたので、私は閉所恐怖症なのだと打ち明けた。ただ、自分が心理カウンセラーだということは、とうとう言えずじまいだった。「閉所恐怖症の人間が心理カウンセラーだなんて」と呆れられるのではないかと恥ずかしかったのだ。

どうにかニューヨークに到着すると、私は研究所であっせんしてもらった寄宿先に向かった。住まいに関する私の希望はただひとつ、「低い階に住みたい」ということだったが、事前に電話応対をしてくれた女性には、「ニューヨークで背の低い建物に住むのは難しいわよ」と言われていた。しかし、紹介されたのは五階の部屋だった。それを知った時、私は快哉《かいさい》を叫んだ。やった！　階段で行ける部屋だ、なんてラッキーなんだろう！

研究所からほど近い六十五丁目にあるその家は、二十世紀初頭につくられたと思われる素晴らしい建物で、大家である弁護士の奥さんが出むかえてくれた。広い玄関ホールはヨーロッパ風のクラシックな内装で、奥に階段がある。私は意気揚揚と階段に向かった。と、奥さんから声をかけられた。

「階段は家族専用なの。あなたはエレベーターを使ってちょうだい。直接五階まで行くから」

よく見ると、玄関ホールの一角に小さなエレベーターの扉がある。「たった五階までだ。どうということはない」と、私は自分に言いきかせ、エレベーターに乗りこんだ。そのエレベーターは家庭用のごく簡単なつくりで、鳥かごのような格子の外にコンクリートの壁が透けて見える。その壁がゆっくり動きはじめた。エレベーターが上昇しているのだ。だが、エレベーターの速度は遅く、のろのろとしか昇っていかない。心臓発作を起こしたらどうしよう？　ここから生きて出られないかも……もう少しでパニックだ……。その時、ようやく目の前が開けた。五階に着いて、ドアが開いたのだ。奇跡だ、生きている！　オーバーなようだが、本当に私はそう思ったのだ。

## エリス博士とのセッション

このふたつの経験で、私は自分が閉所恐怖症だとあらためて思いしらされた。そこで、エリス博士とのセッションで自分の抱える問題を話そうと決意した。

そのセッションはエリス博士の研究室で行なわれた。広々とした部屋は書物のあふれた本棚に囲まれていて、その中に居心地のよさそうなソファやひじかけ椅子がしつらえられていた。集まった受講生は私を入れて十人ほど。当時七十歳だった博士は、ロッキングチェアーに揺られながら、受講生たちが口を開くのを待っていた。受講生といっても、みな経験豊かな精神科医や臨床心理学者たちだ。私は自分が場違いなところにいるような気がした。飛行機の時と同じで、カウンセラーの自分が閉所恐怖症だということがたまらなく恥ずかしく思えた。早くも怖気《おじけ》づいていたのだ。すると突然、エリス博士に声をかけられた。

「ディダー（博士は私の名前を正確に発音できなかった）、きみがフランス人だということ以外に、何が問題なんだね？」

とたんに、みんなが大笑いした。アメリカ人にとっては、「フランス人だということ自体が病気のようなものだ」というお約束の冗談だったからだ。私はかっと頭に血がのぼった。今思えば、それが博士の狙いだった。かっとしたことで、恥ずかしいという気持ちを忘れることができたのだ。せきを切ったように、私は話しはじめていた。もう誰も笑わずに私の話を聞いてくれた。それでも、私の声は震えていた。自分が閉所恐怖症だと告白したことで、ますます居心地が悪くなっていたのだ。すると、エリス博士から聞かれた。

「すっきりしていないようだね。何が気になっているのかね？」

「心理カウンセラーのくせに自分の閉所恐怖症も克服できないなんてばかげてますよね。そんな人間が相談者のセラピーをするなんて……」

「ほう、きみの考えだと、精神科医や臨床心理学者は自分自身が精神の問題を抱えていてはいけないのかね？」

「だめでしょう。他人のセラピーをするなら、自分の問題は解決しておかなければ！」

「つまり、セラピストは絶対問題を抱えていてはいけないと？　では、ほかのみなに聞いてみよう。この考え方は論理的かな？」

その晩、私はこの会話を繰り返し繰り返し考えた。それまでずっと、「私は心理カウンセラーなんだから、自分が問題を抱えているなんて絶対他人に見せてはならない」と思いこんでいた。その思いこみのせいで、誰にも自分の病気のことを話せず、ひとりで苦しんでいた。だが、本当にそうしなければならなかったのか？　いや、臨床心理学者だろうと精神科医だろうと、ひとりの人間だ。精神の問題を抱えることもある。それを隠す必要はないのだ。エリス博士は、グループセッションの場での「論理的かな？」という問いかけをとおして、そのことを私にわからせようとした。

エリス博士たちが行なっていた精神療法の第一歩は、自分と自分の問題を〈受け入れる〉ことから始まる。その第一歩を私は踏みだした。それは同時に、フロイトとの完全な訣別の時でもあった。

## 簡単に治す方法はない

それ以来、私はセッションで積極的に自分の閉所恐怖症について話すようになった。そうして自分で考えるだけでなく、カウンセラーや仲間のアドバイスをもらうことで、「〜でなければならない」というような固定観念にとらわれがちな自分の考え方を「〜でもいい」という柔軟性を持ったものに変えていったのだ。そして、それがすなわちエリス博士の提唱した理性感情行動療法（REBT）の実践にほかならなかった。

REBTについて私が少しずつ理解するようになると、私のスーパーバイザーだったミッチラー・ビショップがこうアドバイスしてくれた。

「いいかい、DJ、（私の名前はやはり発音しにくいらしく、ビショップは私をこう呼んだ）、閉所恐怖症のパニック発作を克服するには、徐々に慣らすしかないよ」

それならばやってみよう。私はビショップの家まで一緒に地下鉄に乗っていくことにした。しかし、簡単ではなかった。ひと駅乗っただけで、私はパニック発作を起こしかけた。ただひたすら、外の空気が吸いたい。もう学んだことは頭から吹っとんでいた。大丈夫、ビショップが一緒だ、大丈夫。私は必死で自分に言いきかせた。だが、恐怖心はますます大きくなる。結局、私の様子を見て取ったビショップが次の駅で降りようと言ってくれた。助かった！　それがその時の正直な思いだった。

タクシーに乗ってひと心地ついたところで、ビショップが「いろんな方法を試して、パニックに対処していけばいいんだ」と励ましてくれた。特に、呼吸のコントロールを覚えるといいとアドバイスしてくれた。それは確かに効果的で、寄宿先のエレベーターに乗る時も呼吸を整えるとだいぶ気分が楽になった。要するに、私の閉所恐怖症は一朝一夕に克服できるものではないのだ。少しずつ訓練して、少しずつ慣れていけばいい。それがわかっただけでも、私は進歩していたのだ。

## 安定剤と酒の力を借りて

研修を終えると、私はフランスに戻った。故郷にはまだ路面電車しか通っていなかったし、旅行することもめったになかったので、電車や飛行機に乗ることもなく、私の暮らしは順調だった。そして一年後、私は再びアルバート・エリス研究所で学ぶことにした。

ところが、渡米までまだ間があるうちから、飛行機に乗ることを考えるだけで落ち着かなくなった。日が迫ってくると、飛行機に乗ると考えることさえできなくなった。私は主治医にせがんで、精神安定剤を処方してもらった。

渡米の日、空港に着くと、私は薬を一錠口に放りこんだ。すると、気持ちがすっと落ち着いた。気をよくした私は、用心のため、飛行中に二錠目も飲みこんだ。薬はよくきいた。おかげでパニックを起こさずに空の旅を終えることができた。だが、薬が多すぎたのだろう、私はそうとう**ハイ**な状態になり、税関ではかなり怪しまれてしまった。

二度目のアメリカ滞在でも学ぶことは多かった。ただ、あまりに忙しく、自分の閉所恐怖症については一時、棚あげせざるを得なかった。

そんなある晩、友人が夕食に誘ってくれた。言われた場所に着いたとたん、私は不安に駆られた。目の前には超高層ビルがそびえ立っていたからだ。

「最上階の展望レストランだよ。マンハッタンの夜景が一望できて素晴らしいんだ」友人は事もなげにそう言うと、私をエレベーターに連れこんだ。エレベーターはあっという間に動きだし、私はあわてて階数ボタンを探した。閉所恐怖症の人間はエレベーターに乗ったらまず、階数ボタンを探す。パニック発作を起こしそうになっても、近くの階のボタンを押して降りることができるからだ。しかし、このエレベーターのボタンはふたつしかなかった。〈一階〉とレストランのある〈四十三階〉だ。私は真っ青になった。後ろを振りかえると、エレベーターはガラス張りで外が見えるようになっている。もうパニック寸前だ。

「な、いい眺めだろう?」友人が言ったが、それどころではない。「怖い。怖いよ! おれみたいな閉所恐怖症にとっては恐怖そのものだ」そう口にしたことで少しは落ち着いた。しかし、怖いことに変わりはない。レストランの階に着くと、私はテーブルに突進してマルガリータを頼んだ。そして、次々にアルコールを頼んだ。友人には、「えらくご機嫌だな」と言われたが、そうでもしないと帰りのエレベーターに乗れなかったのだ。

このように精神安定剤や酒は閉所恐怖症の不安を一時的に和らげてくれる。だが、それはあくまで一時しのぎだし、ハイになったり、酔っぱらったりが身体にいいわけはない。そのことは私も自覚していた。だからこそ、恐怖症を根本的に克服する方法に真摯に向きあうようになっていった。

## 恐怖症と折りあう

エリス研究所では、精神疾患のメカニズムなどについても多くのことを学んだ。その過程で理解したのは、私は心配性という特性を持って生まれついたということだ。私の身体は、危険や、危険だと感じることに対し、とても敏感に、かつ過剰に反応してしまうのだ。もちろん、危険を察知する能力は誰もが持っている。たとえて言えば、体内に危険に対する〈警報装置〉を持っているようなものだ。だが、私の〈警報装置〉はどんな小さな変化も見すごせない。ささいなことにもいちいち反応してしまう。地下鉄に乗ってドアが閉まっただけで、私の〈警報装置〉はやかましく鳴りだしてしまうのだ。

でも、それが私だ。だから、その自分を受け入れて、ビショップがアドバイスしてくれたように、パニックを起こすような状況に身体を慣らしていくしかない。そして、そういう自分の恐怖症と一生付き合っていくのだ。

私は、自分をコントロールできるようになるため、今までパニックになるのが嫌で避けていた状況にあえて挑戦しはじめた。たとえば、地下鉄かタクシー、階段かエレベーターなど、いくつか選択肢がある時は、より避けたいほうを利用するようにするのだ。そうして、少しずつ脳を危険に慣らしていくと、〈警報装置〉も過剰な反応をしなくなっていく（ちなみにこれは〈曝露療法〉という）。私の場合、飛行機は乗る機会も少なく、脳を慣らすまではいっていないが、今はもう精神安定剤は飲まないようにしている。離陸の時にパニック発作が起きそうな場合は、ゆっくりと深呼吸すれば効果があるとわかっているからだ。

だが、いくら訓練しても、完全に閉所恐怖症がなくなることはない。私にとっては、閉所恐怖症は人生の道連れなのだ。だから、私は閉所恐怖症を受け入れ、うまく付き合っていこうと考えている。そして、そう思えるようになると、心も軽くなり、まわりからどう思われようと平気になる。閉所恐怖症というと、かわいそうなどと思われがちだが、私は「それが自分の人生だ」と思う。それでも辛いと思う時は、エリス博士の言葉を思い出すことにしている。

「人間は絶対問題を抱えていちゃいけないなんて、いったい、どこのどいつが言ったんだね？」

そうなのだ。問題がないに越したことはないが、問題を抱えていたって全然かまわないのだ。

## 私たちは哲学者になれるか？

エリス博士の始めた理性感情行動療法（ＲＥＢＴ）を突きつめていくと、「私たちは哲学者になれるか？」という問いに行きつくと思う。というのも、ＲＥＢＴを進めるなかで大切なのは、「己を知る」ことだからだ。それはつまり、自分の生き方を考え、自分の人生観や人生哲学を見つめることだ。

そして、その人生観は〈論理的〉なのか考えてみる。その生き方で自分は幸せになれるのか？　何より自分自身を受け入れているだろうか？　そして、自分以外の人や、現実をあ

column 04

### ❖ お守りの言葉 ❖

閉所恐怖症で苦しくなった時に思い出す言葉を紹介しよう。いわば、私を助けてくれる〈お守り〉の言葉だ。これを唱えれば、私はその場をうまくやり過ごすことが容易になるのである。

◆ 私は心配性である。いつでも、どこでも不安に駆られる。
◆ 症状は軽くなる。発作を起こすこともあるが、よい方向に向かっている。
◆ ストレスには慣れる。だから逃げない。
◆ 私は人間だ。欠点だってあるけれど、これが私なのだ。

恐怖症に悩む方がいたら、ぜひ試していただきたい。

りのままに受けとめているだろうか？　そういったことを考えあわせて自分の人生観を形づくっていく。これは哲学者のやることではないか？　だから、ＲＥＢＴは「哲学者になれるのか？」と問いかけているのだ。私の答えはもちろん、「イエス」だ。

## 今、思うこと

フロリダのディズニーワールドに行った時のことだ。メリーゴーランドの入口で「閉所恐怖症の人は乗らないでください」という注意書きを見つけた。それを見て、私はほっとした。ようやく精神疾患が世間でもごくありきたりのことだと認識されたと思ったのだ。心の病も身体の病も病気に変わりはなく、恥ずかしいことではないのだ。

今、私は閉所恐怖症の相談者が来るたび、私自身が閉所恐怖症であることを打ち明けている。セラピーの第一歩は病気を受け入れることから始まる。カウンセラーである私も閉所恐怖症だと伝えることで、相談者も自分の病気を受け入れやすくなるからだ。それに、同じ苦しみを分かちあうこともできる。違いがあるとすれば、専門家である私のほうが、日々の生活においてうまく自分の症状と付き合う方法を知っているということだけだ。

# 第4章 うつになってしまったら

ステファニ・オラン＝ペリソロ

著者はセラピストになりたてのころ、職場でのモラル・ハラスメントが原因で重いうつ病を患った。自力で解決を試みるも症状はますます悪くなり、ついに友人の精神科医に助けを求める。そこで提示されたのが〈ＥＭＤＲ〉と〈マインドフルネス認知療法〉というふたつの新しい心理療法だった。本章では、著者の症例をもとに、うつを克服する際の注意点と新しい心理療法の可能性を探る。

## ◈――セラピストがうつになった

「先生がうらやましい。先生は専門家ですから、わたしのような苦しみとは無縁なわけでしょう?・」。今まで相談者から、何度この言葉を聞かされてきたことだろう。わたしはいつもこう答える。「いいえ、セラピストも人間ですからね。何かあればみなさんと同じように苦しみますよ」。そう、人間ならばいつかは必ず辛い出来事に遭遇する。大切な人の死、別れ、暴力、いじめ、病気に失業――そうした時に悲しみや恐怖や怒りを感じるのは、人としてごくあたりまえのことであり、事前に備えることなど誰にもできはしないのだ。当然、わたしも例外ではない。

わたしに起こった辛い出来事、それはうつになったことである。ちょうどセラピストになったばかりのころで、職場で受けたモラル・ハラスメントが原因だった。当時のわたしは、抗うつ剤さえ飲めばこの問題は解決できると思っていた。実際、友人や同僚たちが支えてくれたこともあって、薬の服用後は徐々に活力を取り戻し、二か月ほどで悲しみに沈むことはなくなった。だがその代わりに本来の快活さや熱意が失われ、「わたしなんてまったく価値のない人間だ」という思いに完全にとらわれてしまったのだ。皮肉なことに、唯一のよりどころはセラピストの仕事だった。仕事に没頭していれば苦しみを忘れることができ、相談者の回復が大きな喜びになった。わたしは多くの人を助ける頼りになるセラピストだった。だが、自分を救うことはできなかった。数年後、わたしは過労で疲れはて、一般に〈燃え尽き症候群〉と呼ばれる症状を引きおこしていた。そして、前以上に重いうつ状態におちいったのである。

悲しい、やる気がでない、強い疲労感に食欲不振、いつも悲観的で、夜になっても眠れず、自分がみんなの厄介者にしか思えない……これが、当時のわたしの状態だった。中でも特に辛かったのは、いつまでも止まらないネガティブな思考の繰り返しで、思考は深い悲しみを増大させながら、わたしを内側からむしばんでいった。「あーあ、こんなに疲れて帰ってきたのに、誰も玄関まで迎えにきてくれないんだ。でも仕方がないわね。仕事ばっかりで、家族はほったらかしにしてきたんだもの。『お母さん、聞いてほしいことがあるの』って頼まれても、いつも『疲れているからあとでね』でそれっきり。相談者の話ならじっくり聞くのに、ひどい母親だわ。わたしだって聞いてあげたい気持ちはあるの。でも仕事でくたくたで、家に帰ったら話す気力なんて残ってないのよ。これじゃ家族に呆れられるのも無理ないわ。ああ、なんて惨めなの。わたしなんて、何の価値もない人間なのよ」。当時のわたしはこんなふうにしか考えることができなくなっていた。完全にうつのスパイラルにはまっていたのだ。

## 孤独な闘いのすえに

それでもわたしはプロだから、持てる知識を駆使すれば、自分だけの力でこの状態から抜け出せると信じていた。そこで試してみたのが、〈認知再構成法〉と呼ばれる心理療法だった。これは、相談者の抱えているネガティブな思考にどのくらい現実的な根拠があるのか、どのくらいがただの思いこみ（＝認知のゆがみ）にすぎないのかを、本人に理性的に考えさせる療法である。つまり、その考えを信じる具体的な根拠は何かを問い、思いこみ（＝認知のゆがみ）を正して、自分が抱えている苦しみや悲しみには、実はそれほど根拠がないと気づいてもらうのが目的である。

わたしはさっそく、自分の考えとその根拠を書きだし、それがどのくらい現実的だと思うかをパーセンテージで数値化してみた。結果は？　なんと、すべてが一〇〇パーセントだったのだ。一般には〈認知再構成法〉でこんな高い数字が出ることはない。最初は一〇〇パーセントでも、根拠を書きだして、理性的に考えてみれば、五〇パーセント以下に下がるのが普通である。ということは、この時のわたしは、思いこみ（＝認知のゆがみ）が強すぎて、理性がまったく働いていない状態だったのである。

〈認知再構成法〉は、うつの症状が比較的軽い段階——まだ自分の状態を客観的に見ることができるとか、症状が回復に向かっている場合——には、回復を早めたりぶり返しを回避するために非常に有効な方法だ。だがこの時、わたしの症状は重すぎて、理性を保つだけのエネルギーすら残っておらず、すべての物事をゆがめて見ていたのである。この段階になって、わたしはようやく自分の手に負えないことを悟り、覚悟を決めて精神科医の友人に助けを求めた。

友人が最初に行なったのは投薬治療だった。当時のわたしのように、精神的な苦痛や悲観が過度に心を占めている状態では、心理療法を施してもまったく効果を発揮しない場合が多い。そうした時は心理療法を受け入れられる状態までもっていくために、まず抗うつ剤で精神状態を改善させるのである。友人はわたしが一か月ほどの服薬で元気を取り戻したのを見てから、ふたつの心理療法を勧めてくれた。ひとつは、わたしも以前相談者に用いたことがある〈ＥＭＤＲ〉と呼ばれる療法で、もうひとつは、〈マインドフルネス認知療法〉である。

## ◇——〈ＥＭＤＲ〉

〈ＥＭＤＲ〉は英語のEye Movement Desensitization and Reprocessing《アイ・ムーヴメント・ディセンシタイゼーション・アンド・リプロセッシング》、眼球運動による脱感作《だっかんさ》と再処理法の略語である。その目的は「過去の辛い記憶を〈再処理〉する」ことで、簡単に説明すると、「辛い記憶を思い出しながら眼球を動かし、脳を直接刺激することにより、その記憶に結びついているネガティブな感情と感覚を取りのぞく」というものである。これは一九八〇年代の終わりにアメリカ人精神科医フランシーン・シャピロが開発し、過去のトラウマから生じる精神的な苦痛の改善に使われた。

だが、その話をしていく前に、まずは記憶の仕組みと、人が過去の出来事に苦しみつづける理由について説明しよう。

## 人間の記憶のメカニズム

わたしたちの思い出は、よいものであれ、悪いものであれ、その種類（ポジティブ・ニュートラル・ネガティブ）にかかわらず、通常ほとんどが〈長期記憶貯蔵庫〉に保存される。〈長期記憶貯蔵庫〉とは、膨大な量の〈情報〉を保存することのできる記憶の貯蔵庫であり、いったんここにおさめられた記憶は容易に忘れることはない。

ここでいう〈情報〉とは、「いつ、何が起こったか」という既知の事実のことだ。すなわち、もう終わったこと、自分の中で消化されたことなので、ネガティブな記憶を思い出した時でも（よい気持ちはしないが）それほど嫌な感情は起こらない。だが、中にはとても古い出来事なのに、思い出すと昔と同じように強烈な感情を引きおこすネガティブな記憶もある。なぜか？　その苦しい思い出は、〈長期記憶貯蔵庫〉に〈情報〉として適切に保存されていないからだ。風景や映像、自分に対するネガティブな思考や感情、身体的感覚などに結びついて、ある意味それを体験した当時の生々しい状態のままで残っているのである。そのせいで、思い出した瞬間、まるでその場にいるかのように、毎回、しかも完全に、わたしたちに同じ体験を繰り返させるのだ。この未消化の記憶は、もととなった出来事とはまったく関係のない状況下であっても、絶えずわたしたちの生活に侵入し害を与える。そこに少しでも当時の状況を思い出させるようなサインがあれば、その記憶に結びついている感情も一緒に引きおこされるのである。

## 治療方法

先ほども書いたように、〈ＥＭＤＲ〉（眼球運動による脱感作と再処理法）の目的は、過去のこうした辛い記憶を〈再処理〉することにある。ここからは、その具体的な治療法を説明しよう。

治療は、セラピストと相談者が十分な信頼関係を築いた後、ふたりだけの一対一のセッションで行なわれる。まず、セラピストは相談者に向きあい、指や棒を相談者の目の前で水平に動かす。相談者はその動きを注意深く目で追いながら、頭の中で、トラウマを負った記憶を詳しく思い出さなくてはいけない。見たこと、聞いたこと、感じたことなど、その時に経験したあらゆる感覚や感情に自分をさらすのだ。そうして約三十秒間眼球を動かしたあとで、セラピストは相談者に何が見えたか、何が聞こえたか、あるいは何が思い浮かんだかを語らせる。もちろん、相談者によって反応はさまざまで、映像や風景が見える場合、感情や思考が浮かぶ場合、身体的な感覚を覚える場合もあるが（たいていはネガティブなものである。また、時には何も出てこないこともある）、それに対してセラピストは特に解釈を行なわない。再び眼球運動が始まり、相談者はまた感じたことに集中する。こうしたセッションが、脳を刺激することで浮かびあがった内容がポジティブなものに転じるまで続けられる。不思議なことに、その転換はほぼひとりでに行なわれる。そして、相談者が最初のトラウマ的記憶に戻った時には、ネガティブな感情や思考、不快な映像をふくめて、その記憶につきまとっていたすべてが引きおこされなくなっているのである。こうして、不快だった思い出は〈長期記憶貯蔵庫〉に適切に保存され、心を乱すことはなくなるのだ。

## 辛い記憶と和解する

さて、わたしはといえば、投薬のおかげで元気を取り戻してはいたものの、特に私生活において、低い自己評価が続いていた。かつては活発で笑ってばかりいたわたしが、なぜこんなにも自己を否定するようになってしまったのか？

その原因は、わたしが職場で受けたモラル・ハラスメントにあった。ある時、ある理由から、わたしは信頼していた女性から急に嫌われ、無視されるようになったのだ。女性はわたしを憎しみのこもった目でにらみつけ、ほかの同僚たちにわたしの悪口を吹きこんだ。わたしは何もできないまま悲しみを募らせ、しまいには、自分はまったく価値のないだめな人間だと思いこむようになったのである。このモラル・ハラスメントの出来事こそが、わたしにとって未消化のトラウマ的記憶だったのだ。この記憶を〈再処理〉するために、わたしはセラピストとともに〈EMDR〉を開始した。

初回のセッションが始まると同時に、あの時の記憶がよみがえった。脳裏に浮かんでくる映像はまるで写真を見ているかのように鮮明だった。あの女性がわたしのオフィスに立ち、怒りで顔を真っ赤にしながら拳《こぶし》で机を叩いている。食いしばった歯、憎悪に満ちた目。真っ先に浮かんできたのは、あの時に抱いた「わたしなんてまったく価値のない人間だ」という感情だった。無性に悲しくなり、涙があふれ、苦しくてたまらなかった。それでも、セラピストの動かす棒を目で追っていれば、確かな安らぎと落ち着きを感じることができた。

やがて、一時間のセッションを三回終えたところで、最初に見えていたネガティブなイメージの輪郭がぼやけはじめ、その代わりに「わたしには価値がある」という新しい感情が芽生えた。しかも驚いたことに、突然悲しみが消えたのだ。こんなことは初めてだった。それまでわたしは、セラピストとして、相談者がこの心理療法により素晴らしい成果をあげる瞬間に立ち会ってきたが、今回はわたし自身が、彼らが話していたこの安堵感、この解放感を経験したのだ。とにかくあっという間の出来事で、本当に気持ちがよくて、そこにいたるまでの状況を考えれば奇跡的ですらあった。それまで私はひたすら、泣いて、怒りくるって、苦しんで、さらにそれらの感情の反動に痛めつけられていたからである。いや、もちろん、この作業は容易なものではない。取りくむためには自身の弱さと対決する覚悟が必要となる。だが、そうするだけの価値のある治療法だった。

## ◈――〈マインドフルネス認知療法〉

友人が〈EMDR〉とともに勧めてくれたもうひとつの精神療法、〈マインドフルネス認知療法〉は、今から二十年ほど前、アメリカのジョン・カバットジン博士の〈マインドフルネスストレス低減法〉をもとにして開発されたものだ。

## 〈マインドフルネス〉とは何か？

まず、〈マインドフルネス〉とは、開発者のカバットジンによると「瞬間、瞬間に心に浮かぶ思考や感情にとらわれることなく、ただ、〈今というこの瞬間〉に注意を向ける」[5]ことである。すなわち、何かをしている時に、それとは関係ない別の何かの思考や感情が浮かんでも、それには流されず、またその思考や感情がいいとか悪いといった評価や判断を加えず、思考が浮かんだという事実だけを距離を置いて眺め、再び今していることに意識を集中させるのである。

わたしたちは日常生活において一度にいくつものことをこなしている。そうした時、本当の意味で自分が今いるところに存在していることはめったにない。たとえば、朝の身支度を整えながら、心はもうその日の段取りづくりに没頭しているのではないか？　朝食中も通勤中も同じことだ。いつの間にか職場に着いていて、何をどんなふうに食べたか、どんな光景を見たかも覚えていない。これは〈今、目の前のこと〉に意識を集中していないからである。

〈マインドフルネス〉の原理は、こうした状態に反して、「立ちどまること」「今、目の前を見つめること」「一瞬一瞬、生きていること」を学ぶことにある。一度にひとつのことだけをするのは時間の無駄だと考える人もいるだろう。だが、逆に言えば、いくつものことに気を取られて、目の前のことをおろそかにしているのだって、時間の無駄である。実際、あなたもネガティブな思考や感情が浮かんできた時に、それにとらわれ、くよくよと思い悩んで、目の前のことができなくなったという経験をしたことはないだろうか？　わたしがそうだったように、ネガティブな思考や感情というのは暴走して、コントロールがきかなくなってしまう恐れがある。だからこそ、〈今、この瞬間〉に意識を集中し、そういった思考や感情が浮かんできても、ただ「浮かんできた」という事実だけを認識して、その状態を受け入れることが大切なのである。

だが、自分の心をそういった状態に保つのは、決して簡単なことではない。それには訓練が必要である。では、どうやって訓練するのか？

一日のうち、何回か、〈今、この瞬間の自分を見つめる〉時間を取って、〈マインドフルネス〉を実践するのである。特別にその時間を取るのが面倒ならば、最初はウォーキングやジョギング、食事などの最中にやってみてもいい。たとえばジョギングをしているとする。あなたの頭には次々と何かの考えが浮かんでくるのではないか。当然だろう、脳は休むことなく思考を生む器官なのだから。だがあなたには、その思考をどう処理するかの選択権がある――うつの時のわたしのように、浮かんできた考えにとらわれ、ひたすらそれだけを繰り返し、その先を暗く予想して繰り言を続けるのか。それとも自分の注意を筋肉や呼吸に集中させて〈マインドフルネス〉の状態をつくりだし、思考を単にそこにあるものとして認め、「そういう思考が浮かんだ」と受け入れるのか。どちらを選ぶかは、あなた次第なのである。

## 〈マインドフルネス〉の役割

この〈マインドフルネス〉の考え方を、うつなどの改善に応用させたものが、〈マインドフルネス認知療法〉である。これは、一回につき三十分から四十五分間の〈マインドフルネス〉セッションを、何度も繰り返していく形式で行なわれる。この療法の目的は、それ以上ネガティブな思考を持たせないことではなく、思考を単にそこに存在するものとして認識し、精神をこの瞬間にとどめ、過去のことを悔やんだり、未来のことを心配したりしないように訓練することにある。うつになっていると、この状態にもっていくことがとても難しいのだ。

当然ながら、無理やりポジティブな思考を求めてもならない。とかく人の気持ちは行きたい方向へいざなうサインにひっぱられるものなので、具体的なことを願えば願うほど今この瞬間にはいられなくなるからだ。そうでなくても、わたしたちの状態は常に変化を続けている。だからこそ、〈マインドフルネス〉で自分の今の状態を知り、抵抗したり変えようとしたりせずにただそれを観察すること、そしてその思考や感情がいいとか悪いとか価値判断を加えずに、快・不快そのままに受け入れることを学ぶ必要があるのだ。

そもそも、わたしたちの心に浮かぶ思考は〈現実〉ではない。思考は単なる〈現実〉のひとつの解釈にすぎず、「自分が思っていること、感じていることが〈現実〉だ」と考えてはならないのである。たとえば、「わたしには何の価値もない」というネガティブな思考が浮かんで、〈悲しみ〉を感じているとしたら、「自分には何の価値もない」というのが〈現実〉だと考えてはいけない。「自分にそんな考えが浮かんできた」こと、そして、「その結果、悲しい思いをしている」ということだけを受け入れるのだ。あとはそこで、苦しんでいる自分をいたわってあげればいい。すると辛い感情は消えるのである。

〈マインドフルネス〉は日常生活にも応用できる。たとえば、あなたは悲しみや怒りに任せて、思わずひとり言を叫ぶことはないだろうか。それでも気持ちはおさまらず、かえって辛くなるばかり……。この時に〈マインドフルネス〉を行なってみるのだ。思考を生みだす機械を始動させることなく、浮かんだ感情を追いはらうことなく、ただその感覚を抱いて呼吸する。やがて、何度も込みあげてきた不快感ごと、すべての感覚が消え去っていくだろう。あなたはこの経験により、感情は一時的なものだということを理解する。そして、おわかりだろうか？　泣いている友人を黙って抱きしめてあげた時のように、あなたは苦しむ自分を受け入れたことで、あなた自身をいたわってあげたのだ。

## 〈マインドフルネス〉が教えてくれたこと

さて、わたしは自分のうつを克服するために、友人に勧められて、〈ＥＭＤＲ〉とともに〈マインドフルネス認知療法〉を受けることにしたのだが、そこで、五日間の〈マインドフルネス〉研修があると聞くと、正直言って参加を断わりたいと思った。何時間も何日もただ黙って自分と向きあうだけだなんて、考えるだけでぞっとしたのだ。なにしろ、わたしは〈燃え尽き症候群〉を患うまでは、何でもいいから没頭できるものを次々に見つけ、自分と向きあうことを徹底的に避けていたくらいの人間なのだから。

それでも、わたしは覚悟を決めて研修に参加した。恐れていたとおり、初めのうちはどんなにがんばっても思考の暴走を止めることはできなかった。ネガティブな考えが次から次へと浮かんできて、苦しくてたまらなかったのだ。それでも自分の呼吸と身体感覚に集中する努力をするうちに、だんだんとコツがわかってきた。わたしはネガティブな思考がそこにあることを観察し、それを排除せず、いつでも身体に注意を向ける努力をした。やがて、何度目かのセッションで大きな転機が訪れた。

その時も、わたしの心にはひっきりなしに暗い考えが浮かんでいた。わたしは苦しみの先を追うことなく、次第に緊張していく身体に注意を戻そうとした。すると、突然、怒りがわいてきたのである。身体の緊張はこの怒りのせいだったのだ。わたしはたまった疲れがじわじわと自分をむしばんでいることをはっきりと意識した。そしてようやく自分の間違いに気がついた。今までのように自分の限界も考えずに仕事を続けることはできない。わたしの問題は、わたし自身にあるのではなく、考えまいとして仕事をしすぎることにあったのだ。そしてそれは、自分の健康や、家族や友人たちの犠牲の上に成り

column 05

## ❖ 思考は心と身体の状態次第 ❖

疲れは誰もが感じるもの。ただし、疲れているせいでいらいらして、普段なら気にならないことが気になり、すべての物事をねじ曲げて解釈してしまうことはないだろうか？　たとえば同僚が朝の廊下で「おはよう」と声をかけてきたとする。気持ちが穏やかで元気いっぱいの朝なら、きっとあなたも「おはよう！」と返し、そのまま気にも留めないだろう。だが寝起きが悪く、だるくて辛い朝ならば、同僚が立ちどまりもせず行ってしまったことがどうしても引っかかってしまうかもしれない。知らないうちに何か気に入らないことをしたのだろうか？　嫌われたのだろうか？　考えだしたら、きっと一日中そのことが頭から離れなくなるだろう。

疲れた身体は思考を悪い方へ悪い方へと導き、しまいにはまったく無関係のことまでひっぱりだしてきて、わたしたちに無理やり確信させてしてしまう可能性が非常に高い。ついに一日の終わりには、自分はひとりぼっちの嫌われ者だという極論にまで達することすらあるかもしれない。このように、思考とは心身の状態に左右されるものなのである。

立っていた。ネガティブな思考との不毛な闘いは、わたしの全エネルギーを奪っていたが、その思考はただわたしに、「あなたは疲れているのですよ、自分を大切にしなさい」と伝えてくれていただけだった。怒りがそれをわたしに教えてくれたのだ。わたしは自分の呼吸とそのリズムをはっきりと認識した。そして自分の感覚を大切にした。すると数分後、浮かんでいた暗い思考が消えたのである。この経験はわたしに、自分が悲しみと疲れのせいで現実をゆがめて見ていたことを自覚させてくれたのだった。

## ◇――うつから脱するために覚えておくこと

結局わたしは、一年かけてうつの暗闇から脱出した。わたしにとっては〈ＥＭＤＲ〉も〈マインドフルネス認知療法〉も、どちらも欠くことのできない必要な療法だった。〈ＥＭＤＲ〉は過去の辛い記憶を浄化することでわたし自身と和解させてくれ、〈マインドフルネス認知療法〉は、今の自分を見つめることで、あるがままを受け入れるという道をわたしに示した。おかげでわたしは平穏を取り戻し、自分を大切にすることを教わったのだ。

うつの経験はわたしに多くのことを教えてくれた。苦しみを抱えた人を目の前にした時、わたしにはその人が日々味わっていることや感じていることが理解できる。わたしはそうした人たちを助けることが、自分の使命だと思っている。

さあ、次はあなたが幸せになる番だ。ここからは、うつかもしれないという不安に苦しむあなたのために、具体的なアドバイスをお伝えしたい。

## その不調はうつのせい?――うつの診断基準

まずは現在の症状がうつかどうかを確定させよう。正確な判断は専門機関に委ねなければならないので、一応の目安として、以下の診断基準を参考にしてほしい。

悲しい、何もする気が起きない、よく眠れない――これだけではうつの診断を下すことはできない。精神科医が診断に使う『DSM-Ⅳ　精神疾患の分類と診断の手引』によると、病理学的に見た診断基準とは、次のふたつである。

1. 抑うつ気分、興味または喜びの喪失、睡眠の障害など、以下に述べる精神の不調のうち、少なくとも五つが二週間以上続いている場合。
2. その中でも、〈抑うつ気分〉と〈興味または喜びの喪失〉のうち、少なくともひとつの症状が見られる場合。〈抑うつ気分〉とは、憂うつ、泣きたい気持ち、親しい人を亡くした時に感じるような、時にはそれよりも強い心の痛みのことだ。これがほとんど一日中、ほとんど毎日現われる。〈興味または喜びの喪失〉は、余暇の楽しみなど、人が通常満足感を覚える活動への興味を失っている状態のことだ。こうした活動は放棄されるか、努力しても取りくむことが難しくなる。身内や友人とも疎遠になり、性生活に支障を来す場合もある。

念のため、このふたつの主要な不調以外のものもあげておく。

●ほとんど毎日の食欲減退または増加、食事療法をしていないのに、著しい体重の変化(一か月に体重の五パーセント以上の増減が生じる場合など)。
●ほとんど毎日の不眠または睡眠過多。
●ほとんど毎日の集中力、思考力、決断力の低下。
●ほとんど毎日、周囲の注意を引くほどの精神運動性の焦燥または制止。
●ほとんど毎日の気力の減退、疲労感、活力の低下。
●ほとんど毎日の無価値感、または過剰であるか不適切な罪悪感。
●反復的な自殺願望　消えてしまいたいという漠然とした願いをふくむ。

不安と心配は、うつ以外の多くの病気でも見られるが、うつでも非常に頻繁に現われる症状である。

## 具体的な治療方法

病理学的なうつは外部の助けを必要とする。うつは自力で治るものではなく、症状が自然に消えるのを待ってもうまくいくことはない。状態が比較的軽い場合は心理療法による回復が望めるが、心理療法を受け入れられないほど心的苦痛と疲労が激しい場合は、治療の効果を引き出すために抗うつ剤の服用が必要不可欠となる。ところが薬への依存を心配して、投薬治療をためらうケースは多い。今の抗うつ剤は昔と違って眠くなることも依存を引きおこすこともなく、もともと備わっている防衛本能を立てなおし、心を落ち着かせながら状態を改善に導いてくれるのだ。よって医師からの指示があった場合は、速やかな回復のためにどうか安心して服用してほしい。

次に心理療法の選択について。まず、初期の段階のうつには〈認知行動療法〉が力を発揮してくれる。うつの原因が過去のトラウマ的出来事（身内の不幸、暴力、幼少時の養育環境、事故、別離など）にある場合は、ネガティブな記憶を〈再処理〉してくれる〈ＥＭＤＲ〉が効果的だろう。また、〈マインドフルネス認知療法〉はうつの再発予防に対する効果が実証されている。もともと〈マインドフルネス〉は誰が行なってもいいものだが、特にうつや不安で苦しんでいる人々に効果的だといわれている。こうした人々は、ネガティブな思考に振りまわされて、今の瞬間に集中することができない。この状況を変えていくためには、日々〈マインドフルネス〉を実践するなど、継続的な訓練が必要となる。次に、日常行なうことができる予防策を紹介する。

## うつとその再発を予防する

うつとその再発を予防するための三つの対策を紹介する。どれもすぐに実行できることなので、ぜひとも毎日の生活に取り入れてほしい。

### 1. 一日最低三十分は〈マインドフルネス〉を実践すること

うつはもちろんのこと、隠れた再発のサインを見逃さないためには、〈マインドフルネス〉を実践して、自分を見つめる訓練を続けることが大切だ。毎日、自分のための時間を取り、自分の心がどういう状態にあるのかをしっかりと把握しよう。

三十分間、自分の身体の隅々まで意識を向け、呼吸がどのように身体の中を移動するのかに注意してみよう。この時、浮かんでくる思考や特別な感情によって注意が途切れることがあっても、そこで何らかの判断を下すことなく、客観的に、ただその瞬間に存在するものを観察しよう――「痙攣《けいれん》している」「なんだかいらいらしているなあ」「あらら、また『絶対できない』が始まったわ」――観察が終わったら、その都度、注意を自分の身体に戻す。よく覚えておいてほしい。思考はあなたの心がつくりだしたものにすぎず、その心さえも、訓練している瞬間のあなたの状態を反映しているだけなのである。

たとえ注意を身体と呼吸に戻すことができなかったとしても、それは訓練に失敗したということではない。あなたが疲れてストレスを抱えているということを示しているだけだから、どうやって自分をケアしてあげるかを考えればいいのだ。まずは浮かんできた思考を書きとめ、自問してみよう――その思考は、どこから来たのか？　原因となる出来事は何か？　その出来事を理由に自分についてそう考えるのはどの程度現実的なのか？　その確証の根拠は何か？　具体的に書くことで、自分の問題とその後のケアの仕方が見えてくるはずである。

### 2. 道のりを共にするノートを持とう

読めば幸せが実感できて、辛い出来事が起こった時に助けになるような、素敵なノートをいつも手元に置いておこう。

そこに書いてほしいことは、

●周囲の人たちに聞いたあなたの長所。

●普段、自分によいイメージを与えてくれる行動（掃除や運動など）、喜びを与えてくれる行動（料理、入浴、散歩、映画・音楽鑑賞、友人との電話やショッピングなど）。悲しみやモチベーションの低下を感じたら、このリストから選んで行動するといい。ただし、具合が悪くなると何もしたくなくなるのはあなた自身がよくわかっているはず。自分のためになる行動を起こすのに、やる気が起きるまで待っていてはいけない。まずは行動すること！　そうすれば、モチベーションと喜びはおのずとついてくるはずだ。

●一日のうちにあったポジティブな出来事を最低ひとつ。大きな出来事を無理に探す必要はない。美しい夕焼けを見た、道を歩いていたらキンモクセイの香りがした、お土産のお菓子がおいしかった、など幸せはささいな出来事の中に見つかるものだ。ネガティブな思考が浮かんできたら、ノートを開いてこの小さな幸せを読み返そう。

ほかにも、文章をつづったり、絵を描いたり、気に入った記事や写真などをはりつけてもよいだろう。

## 3. 自分を大切にしよう

もっと自分に注意を向けよう。あなたは自分の心と身体の健康を犠牲にして、まわりの人たちの要求に応えるために多くの時間を費やしてきた。だが、あなたにも要求はあるのだ。愛してほしい、もっとちゃんと見てほしい、感謝してほしい、楽しみたい、休息したい……今まで人にしてきた以上に、自分が必要としていること、欲していることにもっと注意を向け、そのための時間をしっかりと確保しよう。

## ◇――うつを経験してわかったこと

生きていれば、誰もがいつかは辛い出来事に直面する。だが、それらを受けとめる方法はいくらでもある。うつを患ったわたしの心の苦しみは強烈で、あの暗闇から抜け出すことなどとうていできはしないだろうと思っていた。それが、いくつかの心理療法と、日々〈マインドフルネス〉を実践してきたおかげで、自分自身を取り戻すことができたのだ。とはいえ専門家であるわたしですら、うつから脱するためには誰かの助けが必要だった。セラピーを受けることにためらいを感じることはあるだろう。精神科医には怖そうなイメージがあるし、はたして秘密を打ち明けてもいいのだろうかと悩む気持ちもわかる。費用の問題も出てくるかもしれない。それでも本当に辛い時には、思いきって専門家の意見を求めるべきだ。そしてわたしと同じように、暗闇から脱し、以前よりももっと大きな幸せを手に入れてほしい。

願わくは、自分に変えられないことを受け入れる心の穏やかさ
自分に変えられることを変える勇気、そして

その違いを知る叡智を授けたまえ

マルクス・アウレーリウス

# 第5章

# パニック障害を克服する

## クリスティーヌ・ミラベル＝サロン

《恐れがなければ希望はない。希望がなければ恐れもない》

スピノザ『エチカ』(6)

著者は学生時代、スキーでの骨折をきっかけに〈パニック障害〉に苦しんだ経験を持つ。当時の著者は、医学生ではあったが精神医学については何も知らず、病気の克服は苦難の道のりだった。しかし、だからこそ、同じ苦しみを持つ人の悩みを理解し、苦しみに立ち向かうコツを教えることができるのだ。ではこれから、精神科医となった著者の医学的な見地からの説明と、経験者ならではのアドバイスを見ていこう。

### ◎――予想もしなかった経験

一九八〇年代のこと。わたしは医学生でリヨンに住んでいた。リヨンは大都市だったが、アルプス山脈が近く、わたしはよくスキーに出かけていた。しかしある日のこと、スキーの最中に転倒し、脚を骨折してしまった。病院に運ばれてそのまま入院することになったが、幸い回復は早く、リハビリも順調ですぐに退院できた。だがそのあと、思いがけないことが起こったのである。

## 怖くて門を出られない！

すべては前触れもなく始まった。人につきそってもらいながら、退院後初めて寮から出ようとした時だった。何の理由もないのに、突然身体の中から激しい不安がわきあがってきたのだ。それからすぐに胸が締めつけられるように苦しくなったかと思うと、激しい動悸と目まいに襲われた。「退院後初めての外出で、まだ体が動くのに慣れていないだけだ」。わたしはわけがわからぬまま、そう自分に言いきかせた。

しかし次の日も、またその次の日も、出かけようとするたびに同じことが起こった。門のそばまで来て外の世界が目に入った瞬間、わたしはパニックにおちいった。手が震え、息が苦しくなり、鼓動が急激に速くなった。こめかみが激しく脈打つのを感じ、血管が切れて気を失うのではないかと本気で怖くなったほどだ。このままでは倒れてしまう。そう思ったわたしは、必死の思いで塀に寄りかかった。そうして休むと少しずつ落ち着いてきて、呼吸もおさまってきた。だが、自分にいったい何が起こったのか、わたしにはまったくわからなかった。

このあと医者に診てもらったが、すぐには原因がわからず、わたしはいくつもの検査を受けることになった。それと並行して、さまざまな専門家に当たり、神経遮断《しゃだん》薬などを服用したり、自然食療法やマッサージなどといった民間療法も受けた。いくつかは一時的に症状を和らげてくれたが、逆に悪化させるものもあった。しばらくして検査の結果が出て、わたしは〈広場恐怖を伴うパニック障害〉という〈不安障害〉であるという診断を受けた。

それまでの活動的なわたしにとっては、〈不安〉はたまに現われる日常的な感情のひとつに過ぎなかった。だから最初は〈不安〉が病気の原因であるということが信じられなかった。このまま死ぬのかと思うほどの激しい動悸と胸の圧迫感……。これほど苦しいのに、身体はどこも悪くなく、すべて〈不安〉のせいだなんて……。そんな思いだった。わたしは当時医学生だったが、精神医学は専門外で、医学書を調べても解決策を見つけることはできなかった。〈広場恐怖を伴うパニック障害〉という、それまで聞いたこともないような病気を抱え、ひとりで苦しんでいた。いや、わたしが知らなかったのも無理はないと思う。〈広場恐怖〉とは、今でも一般にはあまりなじみのない言葉だろうから……。そこで、その後のわたしの話をする前に、まず〈広場恐怖〉について簡単に説明しよう。

## 〈広場恐怖〉とは

〈広場恐怖〉というのは、〈パニック発作〉やそれに似た症状が出たら、逃げるに逃げられない、もしくは助けが得られない、と本人が思いこんでいる場所や状況に身を置くことに対する、強い不安や恐怖だ。その場所や状況とはたとえば、家を離れてひとりきりでいる状況や、人の多い場所、順番待ちの列、橋の上、電車や車の中などである。〈広場恐怖〉に苦しむ人はこうした場所や状況をなるべく避けようとし、実際に行かないようにもする。また、やむを得ない理由でそういった場所や状況に身を置いた場合は、〈パニック発作〉やそれに似た症状が起こることを、非常に強い恐怖や不安を感じながら耐えることになる。そのため、ひとりではそういった場所に行けず、誰かのつきそいを必要とすることもある。

## 不安に苦しむ日々

わたしは、できる限りの言い訳をして外出を避けた。まれに外出する場合も、信頼できる人につきそってもらうという生活が続いた。外出しようとするたびに「〈パニック発作〉が起こるのではないか」という不安におびえ、ただ外に出ることを考えただけでも、すぐに身体が緊張した。さらには身体が爆発するのではないかという妄想にまでとらわれた。

だが、これでは、本当に外に出られなくなってしまう。親しい人たちからも強く勧められ、わたしは毎日近所を歩くことにした。門から外に出るのはとてつもなく恐ろしかったが、それでも、目的地はその日の状態によって決め、無理をしないようにすることによって、ほんの少しずつだが、前の日よりも長く歩けるようになっていった。そして二週間ほどかけて、やっと寮のある一区画をひと回りすることができるようになった。

しかし、その区画から離れ、大通りを渡ろうとした時のことだ。わたしの足はぴたりと止まってしまった。車道を渡るということが、まるで大きな谷の裂け目を飛びこえるかのように恐ろしいことに感じられたのだ。切れ目なく続き、道を渡らなくてすむルートならば、わたしはなんとか歩きつづけることができた。だから一区画を回ることはできたのだ。しかし、大通りを渡ることは、どうしてもできなかったのである。今ならばわかるが、わたしは大通りを渡ることに、〈広場恐怖〉を感じていたのだ。寮のまわりの道ももちろん恐ろしかったが、その比ではない。無意識のうちに、「道路を横断中に〈パニック発作〉が起こったらどうしよう？　そんな時に発作が起こったら誰にも助けてもらえない」と思いこんで、激しい恐怖を感じていたのだった。

それでもわたしは、外に出ることはやめなかった。そうして毎日少しずつ距離をのばしていったが、不安がおさまることはなかった。ちょっとしたことですぐに強い不安に襲われ、身動きができなくなった。もっと早くよくならないかと焦りに駆られたが、不安と恐怖心が邪魔をして、思うようにはいかなかった。

## 理由のわからない不安

不安には大きく分けて二種類ある。まずあげられるのは、危険を感じた時に起こる一時的な不安で、多くの人が日常的に感じるタイプのものだ。たとえば、急に大きな雷の音を聞いてどきっとした時や、ジェットコースターに乗った時に感じる恐怖などである。これは生存本能からくる反射的な反応で、危険が過ぎればすぐにおさまるものだ。

いっぽう、そうした不安とは違うタイプの不安もある。それは長時間続き、理由もわからず、コントロールが難しいと思われるものだ。わたしが外の道を歩いたり、通りを渡ったりするのが怖かったのは、この種の不安を抱いたからだ。不安は長く続き、身体全体を支配する。どうして不安がわいてくるのか、論理的な説明はできず、まわりの人たちも理解することはできなかった。通りを渡ることに、いったいどんな危険があるというのか？　もちろん何の危険もない。しかし、当時のわたしは、ひとり恐怖に慄《おのの》き、苦しんでいた。

## 不安と闘う

その後、何か月もかけ、家族や友人たちの助けを借りながら、わたしは外を歩く訓練をしていった。そして日々の訓練の中で、外に出ていた時間を計り、どこまで行けたかをノートに記していった。こうして実績を記録することにより、少しずつだが毎日進歩していることを実感することができた。あいかわらず大通りを渡ることはできなかったが、人につきそってもらって小さな通りを渡ることはできるようになり、かなりの距離を歩けるようになった。

そうして少したってから、わたしは大通りを横断するようなルートを組んでみることにした。というのも、恐ろしくてたまらないあの場所にあえて足を運び、自ら恐怖に身をさらすことで、少しずつ自分を慣らして恐怖を克服したいと思ったからだ。実際、こうすることで恐怖は徐々に軽くなっていった。そして、〈パニック発作〉を起こすことも次第に少なくなっていった。これは〈曝露療法〉と呼ばれる〈認知行動療法〉のひとつで、今では〈パニック障害〉の治療法のひとつとしてよく行なわれているものだ。当時のわたしは心理学についてまだ何の知識もなかったが、知らずして同じことを行ない、それにより症状が改善していたのだった。もしあの時、心理療法医を訪ね、体系的なプログラムをつくってもらっていたら、もっと早く治っていたと思う。

## 苦しみは必ず終わる

このように不安と向きあう努力をする中で、わたしは「自分はいつかは治る」と思えるようになっていった。完全に克服するまでには長い時間がかかったが、わたしは着実に快方に向かっていった。

今、自分の経験を振りかえって思うのだが、まず忘れてはならないのは、苦しい時間は永遠に続くかのように思われるが、必ず終わるということだ。

〈パニック障害〉になりやすい人、なりにくい人がいるかと聞かれれば、なりやすい性質を持った人は確かにいる。たとえば、男性より女性、何か大きな出来事があって心や身体が不安定になっている人、そして、生まれつき人より傷つきやすいタイプの人などだ。〈パニック障害〉と闘っていた当時、わたしは自分がそうした性質を持っていることをいまいましく思っていた。しかし今では違う考えを持っている。誰でもみな、それぞれの弱さや傷つきやすさを抱えている。だから問題は弱いかどうかではなく、自分にあった対処法を見つけられるかどうかなのだ。

では、このあとは、〈パニック障害〉を克服するために、〈パニック障害〉とは何か、それにどう対処するべきかについてお話ししよう。

## ◈——〈パニック障害〉を克服する

何かを克服するには、まずそれを知ることだ。ここで〈パニック障害〉とは具体的にどんなものなのかを見ていこう。

### 〈パニック障害〉とは

〈パニック障害〉の特徴的な症状は、突然の〈パニック発作〉だ。わたしが退院後最初に外に出ようとした時に経験したのがこれだ。特に身体の病気がないのに、胸の圧迫感、激しい動悸、手足の震え、冷や汗、吐き気、目まいといった症状が突然現われたかと思うとどんどん強くなり、十分以内にピークに達する。そうして三十分ほどたつと、まるで何事もなかったかのように、もとの状態におさまるのだ。この発作は激しい不安を伴い、自分は死んでしまうのではないか、または頭がおかしくなってしまうのではないかという強い恐怖を感じる。現実感覚を失って、感覚が麻痺《まひ》したり、自分が自分でないように感じる離人感を伴う場合もある。

〈パニック障害〉では、そのような〈パニック発作〉が繰り返し起こる。そうして、また発作を起こすのではないかと不安になる。この不安を〈予期不安〉というが、これは長く続き、たとえ発作の回数が減ったとしてもなかなか消失しない。また発作を心配するあまり、日常の生活行動が変わってしまうこともある。そして、いったん〈パニック発作〉がおさまっても、今度は〈予期不安〉による激しいストレスが次の〈パニック発作〉を起こすという悪循環におちいる。この〈パニック発作〉と〈予期不安〉がセットになっているのがこの病気の特徴だ。つまり、〈予期不安〉がなければ、〈パニック発作〉があっても〈パニック障害〉とは言わないのだ。

〈パニック障害〉には〈広場恐怖〉を伴うものと伴わないものがあるが、〈広場恐怖〉を伴う場合が約八割と圧倒的に多い。というのも、一度〈パニック発作〉を起こした人は、発作を恐れるあまり、「もし、発作が起こったら逃げられない。誰にも助けてもらえない」と思う場所や状況に身を置くことを恐れ、避けようとするからである。〈広場恐怖〉が進むと、行けない場所が増え、人によっては家からまったく出られなくなったり、反対につきそいなしではひとりで家にいられなくなったりして日常生活に支障が出る場合が多い。

こういった極端な〈広場恐怖〉は、それほど長くは続かず、不安や恐怖に数か月で慣れてまた行動範囲を広げていく人が大半だ。だが、いっぽうで、よくなって〈パニック発作〉を起こさなくなってからも、無意識のうちに自分で行動に制約を加えてしまう人が多くいるのも事実である。

## 〈パニック障害〉の原因

〈パニック障害〉の原因については、まだすべてがわかったわけではない。だが、現在のところ、脳の誤作動説が有力だといわれている。これは長期間、または極度のストレスなどを受けることによって脳の機能に乱れが生じた結果、何らかの外的刺激によって脳の警報システムが誤作動するようになったため、外的刺激によって脳内の神経伝達物質が異常に分泌して脳を刺激し、実際には危険でないものを、命を脅かすほど危険なものだと思いこんで〈パニック発作〉が起こるというものだ。

わたしたちの脳の中枢である大脳皮質は、危険を察知すると、脳の各領域に指令を出す。すると脳の各領域では、危険から逃げたり、敵と戦ったりする準備をするようになっている。中でも不安や恐怖といった感情をつかさどっているのは大脳辺縁系にある扁桃体《へんとう》と呼ばれる部分だが、扁桃体が危険を察知すると、その恐怖感が人間の生命維持装置をつかさどる脳幹にある青斑核《せいはんかく》というところに伝わり、ノルアドレナリンという神経伝達物質が大量に放出される。ノルアドレナリンは心身に危険を知らせ、闘争か逃走かの準備をさせる働きをする。すなわち、心臓が激しく動悸を打って、身体をすばやく動かすことができるよう、全身に血液を送らせるようにするのだ。〈パニック発作〉が発生した時に起こる反応は、これとまったく同じ種類のものである。そして、この発作が連続して起こることによって、恐怖は増大していくことになる。これを具体的に見てみよう。

〈パニック障害〉に苦しむ人の脳は、まず、何らかの外的刺激を受けるとそれを危険が迫っているサインだと認識する。次には、自分をコントロールできなくなるかもしれない、死んでしまうかもしれない、という不安が起こり、身体に発汗、動悸、震えといったさまざまな症状が現われる（最初の〈パニック発作〉）。すると今度は脳がその症状に極度に敏感になり、深刻な事態が起こったと思いこんでしまう。そうして、危険から逃げ出そうとして、また〈パニック発作〉が起こる。そうなると、脳は最初に受けた刺激をいっそう恐ろしいものだと認識し、悪循環におちいって、緊張は極限に達し、不安が増大していく。そしてついには続けて発作を引きおこすことになる。つまり、最初に恐ろしいことが起こると思いこんだために脳が起こした行動が、次の〈パニック発作〉を誘発し、恐怖を長引かせることになるのだ。

## どのように対処すればよいか

では、〈パニック発作〉を起こさないようにするためには、どうすればよいだろうか。何よりも大切なのは、恥ずかしがらないことだ。発作が起こるのは、単に脳の機能に乱れが生じているためだ。だから罪悪感を持つ必要はまったくない。

このことを理解した上で、実践的な訓練を始めよう。先ほど述べたように〈パニック発作〉が発生した時に脳内で起こる反応には、感情をつかさどる器官である扁桃体が大きくかかわっている。そこで、扁桃体へ影響を与えるような精神療法を行なうことが、誤作動をしている脳の機能をもとどおりにするための近道といえる。これには、専門家の指導のもと、認知行動療法を行なうとよい。〈パニック発作〉で死ぬかもしれないという、極端で誤った認知の仕方を修正することで、物事のとらえ方が変わる。すると、脳内の働きが変わり、扁桃体がそれまでと違う働き方をするようになって、脳がまた正常に機能するようになるのだ。訓練は少しずつ、毎日行なうことが重要だ。地道に訓練を続けることで、不安が起こる仕組みが少しずつ変化していくからだ。

こうした訓練をするいっぽうで、「外的なストレスにしろ、体内の神経伝達物質の過剰分泌にしろ、何かの刺激を受ければ不安は必ず起こるものだ」ということを認める必要がある。どんな人でも、何の危険もない状態で生きることはできない。だから危険を恐れて閉じこもるのではなく、その不安を、起こりうる危険のひとつとして認識できるようになることが解決策となる。

残念ながら、〈パニック発作〉が起こった時にまず人が取ろうとする行動は、置かれている状況から大急ぎで逃げ出すことだ。だが、望ましいのは逃げ出すことではなく、症状を和らげるために対処することだ。立ちどまってゆっくり息を吸い、過去の楽しい思い出など、何か心地よいことを考えながら、心を空っぽにしてみよう。そうすれば次第に気持ちが落ち着いてくるはずだ。

〈パニック発作〉の苦しみから抜け出せるかどうかは、発作を怖がることをやめられるかどうかにかかっている。〈パニック発作〉が起こってしまったら「〈パニック発作〉では死なないし、頭がおかしくなることもない」と自分に言いきかせよう。そして短い時間で発作がおさまれば自信もつくはずだ。そうなれば、次の発作時には刺激に対する肉体的な反応を単なる反応ととらえることができ、徐々に落ち着いて対処できるようになるだろう。また、ネガティブな感情の揺れも〈パニック発作〉を誘発するもののひとつだが、こうして怖がるのをやめることができるようになれば、感情の揺れによる不安にも動じなくなるはずだ。

## 〈パニック発作〉が起こらないようにするための五つのポイント

〈パニック障害〉を克服するには、〈パニック発作〉が起こらないようにすることが大切だ。というのも、発作によって興奮を繰り返していると、弱い刺激にも容易に反応しやすくなり、脳が誤作動を起こしやすくなるからだ。反対に刺激に容易に反応しない状態に持っていければ、回復は早い。〈パニック発作〉が起こらないようにするためには、以下の五つがポイントとなる。

1．〈パニック発作〉が起こった時の〈恐怖〉に立ち向かうためには、次のふたつのことが大切である。ひとつは、その恐怖と闘うこと。もうひとつは、その恐怖を受け入れることだ。

2．人の忠告よりも、自分で行なう訓練と経験を大事にすること。日々訓練し、自分の身に起こっていることを理解しようと努めれば、今、自分がどの段階にいるのかがわかり、次の行動もおのずと見えてくるだろう。

3．不安を克服する訓練を行なう時に大切なのは、まずは克服したいという自分の気持ちを高く評価することだ。また、訓練は焦らず、少しずつ行ない、次第に時間をのばしていこう。そうやって、繰り返し、定期的に行なうと効果的だ。

4．一般に、お酒やカフェイン、たばこは〈パニック発作〉を誘発しやすい。そうしたものを避け、睡眠を十分に取り、リラックスした規則正しい生活を送るよう心がけることが大切だ。

5．自分がどのような状態なのか、できるだけ専門家に診てもらうのが望ましい。そして薬やカウンセリングなどについて助言してもらうことをお勧めする。

恐怖の克服への道のりは長い。専門家に診てもらい、訓練プログラムを考えてもらったり、回復の妨げになっている要因を見きわめてもらったりすることが近道となるだろう。

ここにあげたことは「〈パニック発作〉が起こるのではないか」という〈予期不安〉を克服し、悪循環を断ちきる助けになるはずだ。

いずれにしても、最も重要なのは諦めないことである。また、恥ずかしがったり、罪悪感を持ったりする必要はまったくない。諦めずに少しずつ進んでいこう。いつか必ず不安とうまく付き合える日がやってくるはずだ。

# 第6章

# 麻薬と訣別する

バンジャマン・シュオンドルフ

著者は十代で麻薬に手を出し、常習するようになった。「自分は誰にもわかってもらえない」という苦い気持ちを紛らわせたかったからだ。だが、あるきっかけから、心機一転、すっぱりと麻薬を断ちきった。そして、今では心理療法家として、充実した人生を歩んでいる。はたして、麻薬をやめ、苦い気持ちと訣別できるようになったきっかけとは？

## ◇――麻薬で不安を黙らせていたころ

私はかつて薬物に依存していた。その理由は、心に抱えていた不安をがむしゃらに抑えようとしていたからだ。もちろん、心理療法家となった今は、薬物にはいっさい手を出していない。だが、ここにたどりつくまでの道のりは、長く険しいものだった。

お恥ずかしい話ではあるが、初めに薬物に依存していたころのことをざっと振りかえってみたい。

## きっかけ

「どうせぼくのことなんて、誰もわかってくれない。ぼくなんて、誰からも好かれてないいんだ」。物心ついたころから、なぜだか私はずっとそう感じつづけていた。理由はわからないが、自分がひとりぼっちのように思えて、漠然とした不安を感じていたのだ。

そんな気持ちでいたせいか、学校にもなじめなかった。私はいわゆる問題児で、先生たちからは反抗的だと思われていた。実際、私はどんどん反抗的になっていったから、先生の目にはさぞかし嫌な子どもに映っていたことだろう。

そんな私が麻薬に手を出すようになったきっかけは、十一歳の時に参加した林間学校での出来事だった。指導員数人がマリファナたばこを回しのみしているのをたまたま見てしまったのだ。それまで私は「麻薬って怖いものなんだ。麻薬なんかに手を出すと悪魔になるに違いない」と思っていた。しかし、マリファナたばこを吸っても、指導員の頭から角が生えたりなどしてこない。みな楽しそうに大笑いしているだけだ。

それを見て、私の心で麻薬に対する恐れが薄れた。同時に、「マリファナを使えば、不安がなくなるのかもしれない。だって、あんなに楽しそうに笑えるんだから」と考えるようになった。そして、十二歳になった時、とうとうマリファナに手を出してしまった。

ところが、マリファナを常用するようになっても、思っていたような効果は表われなかった。少しは楽しい気分になったが、不安はいっこうに消え去らなかったのだ。そんな時、私はある話を聞きかじった。「マリファナのようなソフトな麻薬と、ヘロインなどのハードな麻薬に違いはない」というのだ。もちろん、そこで言わんとしているのは、「危険性は同じなのだから、どちらにも手を出すな」ということだったのだが、当時の私は未熟な頭でこう考えた。「へえ、マリファナとヘロインに違いはないんだ。じゃあ、ハードだっていわれている麻薬のほうも、それほど危なくはないんだろう」

こうして、妙な理屈をつけて、ついに私は十五歳のある日、薬物の中でも一番ハードなヘロインに手を出してしまったのである。

## 一時しのぎ

「とうとう不安が消えてくれた」。初めてヘロインを使った時、私はそんなふうに感じた。それから、「もう大丈夫だ。ぼくにだってちゃんと居場所がある」そう思えた。これからは何でもできそうな気さえした。だが、高揚した気分はヘロインが切れるとたんに消えうせた。

しかし、一時的にせよ不安が消えてくれるのは、ありがたいことだった。また、ヘロインを使っている間は、楽しい気分にもなれた。その感覚を味わいたくて、気がつけば私はヘロインを常習するようになっていた。

学校はといえば、それまでにもう何度も退学処分を受けていた。公立校に私立校、はてはアメリカへの留学まで、通った学校の数は両手の指では足りないほどだ。やがて、十六歳で義務教育が終わったのを機に、私は高校を辞めた。

それでも勉強そのものは嫌いではなかったので、自主志願枠で大学入学資格《バカロレア》試験を受けることにした。試験にはどうにか合格できた。当時は「本をたくさん読んできたおかげだ」などと思ったものだが、今にして思えば、それは何より試験当日の朝、父が起こしてくれたおかげだろう。恥ずかしいことに、試験前日の夜にもヘロインをやっていたせいで、私は自力で起きることができなかったのだ（当時は両親にも反抗するばかりだったが、今は私のためにできることは何でもしてくれた両親に心から感謝している）。

しかし、大学に通いはじめて間もなく、私は再び「居場所がない」と感じるようになった。「自分は誰にもわかってもらえない。誰からも好かれない」という例の不安がまた頭をもたげてきたのだ。人とどうかかわっていいのかわからなくて、人間関係を築けなかった。恋愛にあこがれていた

column 06

## ❖ ヘロインの常習と行動の〈強化〉❖

初めのころは、ヘロインを使うと楽しい気分になるので、ヘロインをやっていた。これは、「ヘロインを使う→楽しい気分になる→またヘロインを使う」という図式になる。すなわち「心地よい結果（楽しい気分）を求めて、その行動（ヘロインの使用）を繰り返すようになる」ということだ。これは、行動療法の用語で〈正の強化〉と呼ばれる。

また、ヘロインは、一時的にせよ苦しみを消してくれた。この場合は、「ヘロインを使う→不安が解消する→またヘロインを使う」という図式になる。すなわち、「不快なことがなくなる（不安が解消する）ので、その行動（ヘロインの使用）を繰り返すようになる」ということだ。こちらは〈負の強化〉と呼ばれる。

〈正の強化〉〈負の強化〉共に、条件づけによって、ある行動が繰り返されやすくなるということを意味している。私の場合、「楽しい気分」と「不安の解消」を求めることで、ヘロインを使うという行動は〈強化〉され、その結果、使用量が増えていったのである。

のに、それもできなかった。

　そんな不安を抑えようとして、結局、私はまたヘロインに走った。それが、不安をなくすためには一番手っ取り早い方法だったからだ。しかし、ヘロインで不安が消えるのは、ほんのわずかな間だけだ。いわば、一時しのぎの方法だった。そして、ヘロインが切れると不安はさらに大きくなっていた……。

　思えば、あのころの私は「どうやって不安を抑えるか」ということばかり考えていた。不安をなくしたいと思う気持ちが強かったために、薬物に依存することになってしまった。また、力ずくで不安を抑えようとしていたせいで、自分が心からやりたいと思ったことを実現することもできなかった。本当は物書きになりたいという夢があった。何より人の役に立つ生き方がしたかった。今ならわかる。もし、あれほど不安にばかり気を取られていなければ、自分のやりたいことに打ちこめただろう。ヘロインに頼らなくても「気持ちを元気にするもと」が見つかったかもしれなかったのだ。

## 一度は立ちなおったものの……

　さて、大学生活にも挫折したそんなある日、私はマリアという年配の女性と知りあった。マリアは私のことをうさんくさげに見たりしなかった。それどころか、「あなたには、たくさんいいところがあるわ」と言って、いつでも温かい眼差《まなざ》しを向けてくれた。私が勉強したがっていることを見ぬいて、それを応援してくれた。「誰にもわかってもらえない」と思って沈んでいた時に、自分をわかってくれる人がいたのだ。それは純粋に嬉しいことだった。

マリアの励ましのおかげで、私は心を入れかえ、イギリスのオックスフォード大学を受験する気になった。そうして、短期の薬物療法でヘロインを断ち、試験に向けて懸命に勉強した。試験に無事合格できたのは、マリアのおかげである。マリアが私を絶望のふちから救いだしてくれたようなものだった。あの時のことを思うと、今でもマリアへの感謝で胸がいっぱいになる。

こうしてイギリスに渡り、オックスフォード大学に入ると、私はマリアの恩に報いるためにも勉学に励んだ。大学では、哲学と政治学と経済学を勉強し、雑誌にちょっとした政治記事を寄稿してみたりもした。そして卒業後はイギリスで就職し、働きはじめた。その間にあこがれの恋愛を経験して、結婚もした。

これで何もかもがうまくいくように思えた。しかし、事態は再び暗転した。結婚してすぐに、妻との関係がうまくいかなくなったのだ。これまでは人との付き合いで不安が生じると、ずっと麻薬に頼っていた。そのせいで、私には親密な人間関係をどう築けばいいのか、わかっていなかったのだろう。私は妻と向きあうことを避け、ひたすら逃げの姿勢に徹した。正面からぶつかりあって、傷つくのが怖かったのだ。そして、この逃げの姿勢のせいで、最後には結婚生活が続けられる状態ではなくなってしまった。

ちょうど仕事のほうでも行きづまりを感じていたこともあって、私はフランスに戻って新しい仕事に就くことにした。「環境を変えて元気を出そう」というのが自分に言いきかせた表向きの理由だが、実際にはイギリスから逃げ出したといったほうが近いだろう。そして、心のもやもやを解消したくて、また麻薬に手を出すようになってしまった。

最初のうちは、それでなんとかなっていた。しかし、数か月後、麻薬を使っても気分はあまり楽にならなくなった。そうなってようやく、今度こそ麻薬をやめなくてはと決心して、私は治療を受けることにした。しかし実を言えば、治療が終わったあとも、完全に麻薬と縁を切ることはできなかった。その後の十年間、しばらくやめてはまた手を出すということを繰り返していたのだ。

## ◈——麻薬との訣別

そんな私がどうして麻薬をきっぱりやめることができたのか？

それは、ある特殊な出来事がきっかけだった。麻薬の泥沼から抜け出せないでもがいていた時に、禅と出会ったのである。

### 思考や感情は流れる雲のようなもの

禅との出会いから、私は自分の思考や感情を外から見つめるということを学んだ。それは、はっとするような体験だった。というのも、「思考や感情を外から見つめる」ということは、すなわち、「〈私〉という存在と、〈私の思考や感情〉は同じものではない」ということを体得することにほかならなかったからである。

これは私にとって、物の見方を根本から変えるものだった。それまでの私は、「自分の思考や感情は、そっくりそのまま自分という存在なのだ」と思い、それを疑うこともなかった。そして、思考や感情にべったりと寄りそった結果、それに振りまわされていたのだ。

しかし、座禅をとおして、私は心に浮かぶ考えや感情を少し離れたところから眺められるようになった。つまり、自分の思考や感情が心の中を通りすぎていく様を観察できるようになったのだ。それはまるで、秋の空を雲が流れていくようなものだった。そこに拘泥する必要はない。ただ眺めていればいいのである。

そうやって距離を置いて自分の心を眺めているうちに、私は不安もそのまま受け入れられるようになっていった。そして、あたりまえのことを理解した。麻薬は人生に何の実りももたらさない、と……。こうして、二〇〇二年十二月のある日、ついに私は麻薬と訣別することにしたのである。「もう嫌なものから逃げるだけの人生は送らない。きちんと向きあう人生を送りたい」心からそう思ったのだ。「これからは人生で一番大切に思っていることに向かって歩んでいこう」そう考えた。私にとって人生で一番大切なこと――それは誰かの役に立つ人間になることだった。

## 人生の大切なものに向かって

しかし、決心したからといって、すぐに何もかもがバラ色になったわけではない。逆に、麻薬をやめた直後の数か月間はかなりきつかった。不安は大きくなるいっぽうだし、人の視線もずいぶんと気になった。それでも、「自分はいつか人の役に立つ人間になれる」という手応えだけは、わずかながらも感じられた。一番大切なことに確実に向かっていると実感できたのだ。おそらくそれがあったからこそ、あれから一度も麻薬に走ることなく、厳しかった日々を乗りきることができたのだと思う。

やがて、麻薬と手を切ってから二年後、当時かかっていたセラピーで、私はこれまでの人生で一番幸せだった時とそうでもなかった時を書きだしてみるように勧められた。それをやってみた結果、私が幸せを感じていたのは、学んでいる時、そして誰かのために何かをしている時だということがわかった。

そこで、私は再び大学で勉強することにした。今度は心理学だ。というのも、人の心とはどういうものなのかを知りたかったし、人が苦しみと向きあい、乗りこえていくための方法も学びたかったからだ。そして、心理療法家を目指して実際に学んでいく過程で、私は〈認知行動療法〉こそ自分が求めているものだと確信した。

こうして、現在私は〈認知行動療法〉を行なう心理療法家として、充実した日々を送っている。自分なりに人の役に立っていると実感できるのは、なんとありがたいことだろう。悩み苦しんでいる人に必要なのは、否定されることなくいつもそばにいてもらえるという安心感、そして温かい眼差しだ。私は自身の経験から、その大切さがよくわかるのである。

## 〈ACT〉との出会い

さて、前述したように、私は禅をとおして「思考や感情と距離を取って眺める」ということを学んだ。それによって自分が変わったことを感じ、さらには自分にとって大切なことへと歩んでいく力を得ることもできた。

そんな私が巡りあうべくして巡りあったのが、新世代の〈認知行動療法〉と呼ばれる〈ACT《アクト》〉である。現在、私は積極的に〈ACT〉をフランスに紹介しているが、実は、私が麻薬と訣別し、心理療法家への道を歩みだしたこれまでの道のりも、「受け入れ、行動する」という〈ACT〉の精神を実践した過程といえるものだ。

そこで、ここで私の経験に絡めて、〈ACT〉について簡単に説明しておこう。

〈ACT〉とは、英語のAcceptance and Commitment Therapy《アクセプタンス・アンド・コミットメント・セラピー》の頭文字をとったものである。その言葉が示すとおり、「心の状態をあるがままに受け入れ（アクセプタンス）、自分にとって価値あるもののために行動できるようにする（コミットメント）」というものだ。ここで言う「受け入れる」とは、たとえ心に不安や辛い感情、嫌な考えが浮かんだとしても、それにとらわれないということを意味する。また、「行動する」とは、その不安や辛い感情、嫌な考えを「そこにあるもの」としてそのまま受け入れた上で、これまでそういったネガティブな感情や思考に費やしていた力を、自分にとって本当に大切なものに向けるということを意味する。この「自分にとって本当に大切なものに力を向ける――自分にとって本当に大切なものに向かって行動する」というのが「コミットメント」の意味である。

私の場合で言えば、かつて薬物に依存していたころは、不安を抑えようとして苦しみ、そのせいで本当に自分がやりたいと思うことができないで、ますます苦しんでいた。しかし、「思考や感情と距離を取って眺める」ことができた時、不安を丸ごと「受け入れる」ことができた。そして、「受け入れる」ことで、不安と闘うことがなくなり、「人の役に立ちたい」という自分の大切なものに向けて、人生を歩みだすことができるようになったのである。

## たまに気難しくなる友だちとして

私は長い間、勇気とは不安や悲しみと闘うことだと信じていた。だが、今はこう思う。勇気とは闘いをやめることである、と。

私のように薬物に手を出したりしないまでも、不安や辛い感情、嫌な思考と闘い、押さえつけようとして苦しんでいる人は多いのではないだろうか。たとえば、嫌な目にあったり、辛いことがあったりすると、その時に味わった感情や思考、記憶を「なかったことにしたい」と思うかもしれない。それは、辛いことがあった場所を避ける、過食になる、酒を飲む、といった行動として表われたりする。そして、人によっては麻薬に走る……。

だが、研究によると、辛い感情や不安、嫌な思考を無理やり抑えても、それが小さくなることはない。むしろ辛い感情や記憶を抑えようとしてそこに意識が集中するため、かえってそれが強まってしまうという。

だから、どうか心に浮かぶ思考や感情を抑えようとしないでほしい。どんな思考や感情でもそのまま受け入れていれば、いつかは仲よくなれるものなのだ。たとえばそれは、たまに気難しくなることはあっても、自分にとって大切なものとは何かを教えてくれる友だちのようなものである。

今、私には自分が本当に大切なものへと向かっているという確かな手応えがある。もちろん、ゴールは遠いだろう。しかし、もう「何が起こるのだろうか」と未来を恐れたりはしない。なぜなら、未来とは今ここにいる自分がつくっていくものだと、わかっているからだ。

# 第7章

# 虐待を乗りこえて、人生の意味を見つける

ジャック・ルコント

著者は子どものころに虐待を受け、その後、自らも暴力行為に手を染めるという過去を経験してきた。だが、逆境にあっても負けない力、〈レジリエンス〉の研究をきっかけにその過去を乗りこえ、さらに、「幸せの心理学」である〈ポジティブ心理学〉と出会えたことで、ようやく進むべき道を見つけた。個人の幸福と、よりよい社会への変革のために〈ポジティブ心理学〉の普及を目指す。それこそが、著者の〈生きる意味〉になったのだ。

## ――過去と向きあう

私は今、愛する妻とふたりの娘とともに、とても幸せな生活を送っている。だが、振りかえれば私の子ども時代には、いつも暴力がつきまとっていた。私は、父親から虐待を受けて育った。さらには、一九六八年のパリ五月革命の影響により、十三歳にして政治的テロ活動にものめりこんだ。今思えば、家庭環境のせいで、幼いながらも社会を変えたいという世論に同調したのだろうが、日常に暴力があった

私は、それ以外の手段を知らず、暴力的なテロ活動に訴えるしかなかったのだろう。だが、そんな私にも転機が訪れた。十八歳の時に出会ったキリスト教である。私はキリスト教のおかげで、暴力では何も解決できないことを知り、ようやく暴力の連鎖を断ちきることができたのだ。

それでも、虐待の過去は私に重くのしかかり、かつての自分と正面から向きあうにはかなりの時間を要した。四十三歳になってようやく、一度じっくり自分がかかわってきた〈暴力〉を研究してみたいと考え、編集者の仕事を辞めて、広く成人に教育の機会を与えてくれる高等研究実習院で学びはじめたのである。

やがてDEA（現在の修士課程と同等資格）論文を書くことになり、私はふたつのテーマを考えた。ひとつは「紛争時における交渉と仲裁」、もうひとつは「虐待を受けた子どものレジリエンス」である。レジリエンスとは、逆境を乗りこえるためのさまざまな力を意味するが、詳しくはこのあとで説明する。私はふたつの間で悩みぬいた結果、前者を選び、「イスラエル・パレスチナ関係の黄金時代」というタイトルで論文を書きあげた。

だが、そのあとが問題だった。通常、続く博士論文では、DEAで選択した研究テーマを深めていくものだが、私はもうひとつのテーマのほうがどうしても忘れられず、結局「虐待を受けた子どものレジリエンス」をテーマに選びなおしたのである。私が本当に研究したかったのはこちらだったのに、なぜ最初から選ぶことができなかったのだろうか。理由は明白だった。虐待を受けた子どもの調査をすれば、否応なしに過去を思い出す。私は四十歳を越えてもなお、過去の辛い記憶におびえていたのだ。

実際、調査が始まると、何度も過去の記憶がよみがえった。ところが当初の恐れとは違って、それは貴重で有益な体験となった。調査のおかげで、私は今まで気づくことのなかった数多くの発見をしたのである。では、私が研究したレジリエンスがどういうものかを、虐待を受けた子どもの例とあわせて詳しく説明しよう。

## 虐待とレジリエンス

レジリエンスとは、逆境にあっても負けない力、逆境をはね返す力、そして、逆境から回復して復元する力、これらを総称する言葉である。具体的には、非常に強いストレスがかかる状況下で、その苦難を乗りこえていく人々に見られる能力のことだ。この能力の存在自体は、すでに二十世紀初頭から心理学者たちの間で認識されていたが、一九七〇年代より、過酷な環境の中でも健やかな成長を見せる子どもたちが、特に研究対象として注目されるようになった。なお、実際に〈レジリエンス〉という言葉が使われるようになったのは、もう少しあとの一九九〇年ごろになる。

研究が始まった当初は、この能力を子ども自身の資質に限定する傾向があったが、現在は、レジリエンスにはさまざまな因子が関係していることがわかっている。最もわかりやすいところでは、家庭環境があげられるだろう。たとえば、親から十分な愛情を受けて育った子どもはレジリエンスが高い。だが、親に虐待されていても、子どもは、祖父母やほかの親族の愛情によってレジリエンスを高めることができる。親族がいなければ、近所の大人でもいい。そしてここからは、その子どもの資質とも関係してくるのだが、まわりに頼れる大人がいなければ、知恵をしぼってほかに心の支えを見つける子どもも現われるのである。私が実際にインタビューした人々の中には、ペットの犬が自分に危害を与えることなく話を聞いてくれる唯一の味方だと思っていたケースや、ぬいぐるみに話しかけて日々を乗りこえたケース、さらには、五本の指をそれぞれ両親やきょうだいに見たてて、辛い気持ちを打ち明けていたケースもあった。

なお、ここで注意していただきたいのだが、虐待された子どもがレジリエンスを得る機会は、幼少時や虐待されている期間に限っているわけではない。たとえば、虐待する親から離れたあと、結婚相手とその家族が大きな力になってくれたケースなどもあるのである。つまりレジリエンスとは、決まった〈状態〉としてある一定の期間に存在するのではなく、さまざまな因子を巻きこみながらだんだんと培われていく〈プロセス〉の結果といえるだろう。

## 虐待の連鎖

さて、私は調査の過程でさまざまな人々と出会った。中には結婚して子どもを授かった人もいた。みな素晴らしい親になっており、世間で言われるほどには虐待の連鎖がなかったことは、驚きでもあった。もちろん、すべての親がこの連鎖を断ちきれたわけではない。虐待の連鎖が存在することは、多くの調査によって、すでに認められている事実である。だとしても、たとえばこういうケースもあることを知っておいていただきたい。母親から虐待を受けていたある女性は、自分の子どもとの接し方がわからず、息子に対して、虐待の一歩手前のような厳しい態度を取りつづけていた。ところがある日、客の前でぐ

column 07

## ❖ 虐待された子どもが親になったとき ❖

虐待を受けた子どもたちの中には、自分の子どもには親にされたことを絶対に行なわず、親から受けられなかった愛情を思う存分注ぐのだと決意するケースも見られる（ここで言う虐待は、暴力に限ったものではなく、モラル・ハラスメントなど、精神的な虐待もふくまれる）。ほかにも、アルコール依存症の親、子どもに対して非常に厳格な親、あるいは、まったく子どもにかかわろうとしない親、金銭トラブルを抱えている親を持った子どもたちも、自分の子どもには親にされたことをせずに、愛情を注ごうと決意していた。それは素晴らしいことだ。

ただし、そういった人が実際の子育てに臨む際には、注意するべき点がある。親と反対の行動を取ることにこだわるあまり、逆の方向に行きすぎる可能性があるからだ。よって、これからお伝えするふたつのリスクがあることを自覚し、そうならないように常に心がけておこう。

### ◆ 過保護

リスクのひとつは過保護だ。完璧な親になろうとするあまり、子どもに降りかかるストレスをすべて排除しようとがんばってしまうのである。だが、子どもは親に守られているという安心感さえあれば、自分の力で現実に立ち向かうものであり、またそうしなければ成長できない。過保護に育てられたことで、思春期、さらには大人になってから親を拒絶する子どもは大勢いる。みな、息が詰まって仕方がなかったと親を責めるのである。こうした不幸を避けるためにも、ある程度の距離をもって子どもを見守ることが大切だ。

### ◆ 放任

もちろん、それには限度がある。子どものやりたい放題にしておいては、もうひとつのリスクである放任を引きおこす。子育ては愛情としつけのバランスの上に成り立っているものだ。子どもの声に耳を傾けることはもちろん大切だが、許可できないものに対しては、はっきりとその意思を示さなければならない。子どもの欲求を尊重しつつ、きちんとしつけをする親の子どもは、のびのびと育つ。これは多くの研究結果が示すところである。

ずる子どもを思わず強く突きとばしてしまい、その瞬間に自分の行為の意味を自覚したのである。突然、突きとばしている自分をもうひとりの自分が見ている感覚におちいり、自分が母親と同じことをしていることに気づき、人生で初めて、自分で自分を心の底から憎んだそうだ。その後この女性は、息子に対し愛情深く接するようになったという。

不幸にも虐待の連鎖が起きてしまうケースでは、自分が受けた虐待をしっかり思い出せないなど、辛すぎた過去に今もなお苦しめられていることが多い。そうした人々は、どうかひとりで苦しまずに、専門機関に相談することをお勧めする。また、私が先に述べたように、レジリエンスが〈プロセス〉の結果であることを思い出して、これからでも十分に立ちなおれることを覚えておいてほしい。

## ◈――自分の人生を意味のあるものにする

レジリエンスの研究を進めるうちに、私はいつしか〈自分の人生の意味〉を考えるようになっていた。これは、私のように虐待を経験した者であれば、ある意味当然の反応といっていいだろう。

虐待は子どもの心に耐えがたい傷を残す。中には面と向かって「おまえなんて産みたくなかった」「生まれてこなければよかった」などという暴言を吐かれ、人格を徹底的に否定されてしまう子どもも少なくない。そんなことを言われたら、「なぜ自分は生まれてきたのか」「自分の人生に意味はあるのか」と苦しむのはあたりまえの話だ。そうやって苦しんでいる人々が、自分が生まれてきた意味を見つけられなければ、「自分は何の役にも立たない」「生きていてもしょうがない」「親の言うことは正しい、私はやはり生まれてくるべきではなかった」と、今度は自分が自分を否定することにもなりかねない。

だが、苦しんだすえに、自分が生きている意味を見つけることができれば、その後の人生がどれほど明るくなることだろう。私がインタビューした中には、すでに虐待を受けていた子ども時代から「大人になったら絶対に幸せな家庭をつくる、それが虐待を受けている理由だ」と考え、その決意どおり充実した現在を過ごしている女性もいた。これらの話からも触発され、私は自分の人生の意味を知りたいとさらに強く願うようになった。ただこの間も、あのパリ五月革命のころに願った〈よりよい社会〉のことを忘れることはなく、私はいつも、暴力に頼らずに社会のあり方を変える何かよい方法はないかと考えていた。

そんな中、ついに私はポジティブ心理学と出会った。雑誌『アメリカン・サイコロジスト』が二〇〇〇年一月号でポジティブ心理学の特集を組んだのである。私はこの特集を読んで、これこそが〈よりよい社会〉をつくるための最高の手段だと感じたのだ。

## ポジティブ心理学とは

ポジティブ心理学は、一九九八年、ペンシルベニア大学心理学部教授のマーティン・セリグマン博士の提唱により始められたものだ。これは、個人の幸せを追求し、同時に、個人が幸せに生きるための社会環境を整えることまでを目標とした、心理学の一分野である。それまで、心理学は主に、精神疾患などのネガティブなものを解消するために使われるものだった。だがポジティブ心理学は、普通に暮らす

column 08

## ❖ 虐待と許し ❖

調査で出会った人々は、驚いたことに、かなりの割合で自分に虐待を行なっていた親を許していた。「正直言って、私自身が恨む気持ちから解放されたかったんです」といった声を、私はあちこちで耳にした。まさにこれは〈自己治癒のための許し〉といえよう。また許す時には、誰もが親と親から受けた虐待を明確に区別していたことも大きな発見だった。この許しに関して知っていただきたいことを、次の4点にまとめておく。

◆ 許しは宗教とは無関係

許しが信仰心だけにかかわる問題だと考えてはならない。中には宗教が教えさとすままに赦した人もいたが、それは一部であって、大半は自分のために許したのだ。

◆ 許しは忘れることではない

許しと忘れることを同じ意味にとらえてはならない。人は覚えていることに対してのみ許すことができる。許しは過去を忘れることではなく、未来への挑戦なのである。

◆ 親のことは許すけれど……

親を許したとしても、親の行為を許したわけではない。子どもは親にされた行為の重大さを十分自覚したからこそ許すのである。子どもたちはみな、親と、親にされた虐待とを切りはなして考えている。

◆ 許しは和解ではない

許しは自発的に行なうものであり、強制されるものではない。たとえば、思い出すと辛すぎて会う気になれない場合や、親が自分の罪を認めないという場合もあるだろう。許しは和解の条件であっても、必ず和解につながるものではないのだ。

〈許し〉は難しい問題であるが、虐待の原因を少しでも頭で理解しようと努力し、少しでもいいからその原因を見つけられた時には、親を許してあげようと思えてくるものだ。感情的に許せないという時も、まずは頭で許すことを考えてみよう。それが虐待から立ちなおるきっかけにもなるのだ。

人は何か大変なことが起こった時、その出来事を感情的に納得しない限り、次には進めないものだ。虐待における許しは、それが理性による許しであったとしても、苦しんだ子どもたちにとって、大きな一歩になるはずである。

人々がより幸せに生きることを、ポジティブな側面からとらえていこうと始まったのである。ポジティブという言葉の響きからは、「ポジティブ・シンキング」などの言葉に潜んだ、根拠のない無責任で楽天的なものをイメージしてしまうかもしれない。だがこれは、幸せな人生を実現するためにはどうすればいいかを、調査や研究のもとに追求するれっきとした学問であり、今では大規模な国際会議も開催されている。

このポジティブ心理学では、個人や社会が持っている〈強み〉を見つけだして、その〈強み〉を幸福な人生や社会の繁栄に生かすという研究も行なわれている。誰にでも、ひとつやふたつ必ず得意なことがあるだろう。その多様な〈強み〉を武器にすれば、個人の逆境も社会の逆境も、乗りこえられると考えているのだ。

もちろんレジリエンスも、このポジティブ心理学の中に位置づけることができる。レジリエンスの研究は、逆境にあっても負けない力を追求することであり、そこで得られた結果が、幸福な人生と幸福な社会を実現するためのヒントになるからだ。私は自分の虐待がきっかけでレジリエンスを研究しながらも、いつも〈よりよい社会〉を実現させる何かを見つけたいと願っていた。その私の前に、申し分のないタイミングで現われたポジティブ心理学。私はこの「幸せの心理学」を世の中に広め、実践していくことを、〈人生の意味〉とさだめたのである。

## 私は現実的楽観主義者

今、ポジティブ心理学は、さまざまな分野でその効果を検証している真っ最中である。大規模なところでは、提唱者のセリグマン博士の指導のもと、アメリカ国防省が陸軍兵士に行なっている、自殺予防を目的としたレジリエンス・トレーニング。それから、幸せであることが長生きにつながることを証明する研究。あるいは、よりよい職場環境をつくるため、社員ひとりひとりがポジティブ心理学を実践するという試み。私はこうしたあらゆる分野のレポートを読みつづけ、やがて、人材に関するある法則を発見した。それは、「求められる人物像を明確に思い描いた時、まさにその人物が現われる」という法則である。つまり、理想を徹底的に追求して具体化することができれば、その理想が現実になるかもしれないということだ。私はこの事実に勇気づけられ、これからは〈現実的楽観主義者《オプティリアリスト》〉を名乗ることで(7)、私の理想である〈現実的楽観主義〉の実現に邁進《まいしん》していくと決めたのだ。

考えてみれば、現実的楽観主義はレジリエンスの核心だといえよう。現実を認め、将来に希望を持ちながら、その現実を改善することで現在の苦難を乗りこえる。そしてポジティブ心理学では、それができる人物が幸福な人生を実現すると考えるのだ。私が求める道が、ここではっきりとつながったのである。

さて、過去の歴史の中で、偉大な社会改革者たちは常に現実的楽観主義者だった。誰もが状況を正確に把握する現実主義者でありながら、個人や組織の変革を信じる楽観主義者だったのである。それならば、私も偉大な社会改革者たちを見ならっていこう。今の私は、ポジティブ心理学によって、非暴力的に社会を変革することが自分の使命だと考えている。それが私の人生の意味だと……。

私は、現実的楽観主義者の代表として、キング牧師とネルソン・マンデラを心から崇拝している。ふたりが示したヒューマニズムと勇気に、深い感銘を覚えたからだ。ふたりとも人種差別を受け、投獄されたこともあった。つまり、人間の闇がどれほどのものかをはっきりと見さだめながらもなお、われわれの中にある光り輝くものを諦めることはなかったのだ。では、最後にこのふたりの言葉を借りて、ここ数年来の私の思いをまとめることにしよう。

私は、人の心の奥底には慈悲と寛容があると確信している。人は生まれながらにして、肌の色、過去、人種を理由に誰かを憎むことはない。憎むことを教えられたのだ。それならば、愛することも教えられるはずだろう。愛は憎しみよりも人の心に自然と生まれるものだから。私は獄中で限界に追いこまれるたび、ある看守の存在に救いの光を見いだした。それがほんの一瞬の光でも、私は安心し、また闘いを続けられたのだ。人間の善意は、隠すことができても、決して消すことのできない輝きなのである(8)。

ネルソン・マンデラ

人間の本質には善意に応える何かがある。人は生まれつき善でも悪でもない。どちらに傾く可能性もあるのである。それゆえに、ガンジーは人の善意に訴え、ヒットラーは人の悪意に訴えたのだ。だが、忘れてはならない。人間の本質には善意に応える何かがあることを(9)。

マーティン・ルーサー・キング

# 第2部

# 「受け入れる」は魔法の言葉

生きていると、どうにもならないことはたくさんある。育った環境を過去にさかのぼって変えることはできないし、女性に不利な職場の環境を直ちに改善することもできない。自分の心だって、なかなか思いどおりにはならない。人間がいつか死ぬべき存在であることも変えることはできない。そんな時はまず現実を受け入れて、変えられるところだけ変えていく。世界を受け入れ、自分を受け入れる。精神科医たちはその必要性を説く。

# 第8章　心のメッセージをあるがままに受け入れる

ジャン＝ルイ・モネステ

《男らしい行動だと思っているのか？　すべての感情を押し殺すことが？》

マリリオン「ガスパチョ」(10)

〈心〉というのは、私たちが生きていく上で、大切なパートナーだ。しかし、時に〈心〉は暴走して、手に負えなくなることもある。働き者だが、たまに面倒を起こす〈心〉。このパートナーとうまくやっていくには、いったいどうすればいいのだろう？　その鍵は心が発するメッセージを「受け入れること」だと、著者は言う。

## ◇――心は思いどおりにはならない

ささいなことではあるが、心理学者として私には常々気になっていることがある。それは、哲学者の語源が〈智を愛する者《フィロ・ソフ》〉なのに対して、心理学者のほうは〈心理を研究する者《プシコ・ローグ》〉であるということだ。なぜ〈心理を愛する者《プシコ・ソフ》〉ではないのだろう？　これではまるで心理学者が〈心〉を愛していないかのようではないか……。しかし、いっぽうで、それも仕方ないかもしれないとも思ってしまう。というのは、誰もがそうであるように、心理学者にとっても自分の心を丸ごと愛して受け入れるのは難しいからだ。つい心を押さえつけて思いどおりにしようとしてしまう。

私自身、大学時代には、心があれこれ考えることに振りまわされて、疲れきってしまったことがある。そして、そんな自分が嫌で、なんとか心をコントロールしようともがいたものだ。自分の心がつくりだす思考なのに、それをきちんとコントロールできなくて情けなかった。

しかし、実は心というのは、たとえ自分のものであっても、すべてを自分の思うままにコントロールすることなどできないものだ。たとえて言えば、心とは自分の中に住んでいるおしゃべりなパートナーなのだ。そうして、休むことなくさまざまな考えや感情をつくりだし、絶えずメッセージを発しているのである。

## 心は次々と考えをつくる

まずは、心がどれほどおしゃべりで、たくさんの思考や感情をつくりだすものか、私の心に浮かんだことを記してみよう。

「そういえば、スクーターを買いたかったっけ。でも、止める場所がないからな。通りに置くと、すぐに盗まれるだろうし。そうだ、この前、庭つき一戸建ての広告を見たぞ。あの家を買えば、庭に止めておけるじゃないか。いや、待てよ。低い柵しかついていなかったから、やっぱり盗まれるかもしれない。

そうだ、もっと高い柵がないか、インターネットで調べてみよう。おや、メールが来ている。なるほど、スペインで新しい研究成果が発表されたのか。じゃあ、出版社のサイトでその論文でも読んでみるか。おや？　どうもうまく接続できないぞ。モデムのせいかもしれない。プロバイダーを替えたほうがいいんだろうか。（ふと部屋を歩いて）どうも散らかっているな。片づけないと。（台所のそばを通りかかって）そうだ、ヨーグルトを食べよう」

これがほんのわずかな間に私の心の中に浮かんできたことだ。実に多彩なことを考えたのがおわかりいただけるだろう。架空のスクーターを盗まれないようにするために、架空の家に架空の柵をつけることを考え、メールに気を取られ、部屋が散らかっているのを見て少々いら立ち、最後にはヨーグルトにたどりついた（結局、実行したのはヨーグルトを食べたことだけだ……）。

このように、心はいつだってメッセージを発し、考えや感情をつくりだす。いわば、それが心の仕事なのである。

## 追い出そうとすると……

こうして、心がせっせと仕事をしてくれるおかげで、私たちは日々さまざまなことを考え、喜んだり幸せを感じたりする。しかし、当然のことながら、心には愉快な気持ちや楽しい考えばかりが現われるわけではない。不安になったり、悲しくなったり、嫌な考えが浮かんできたりもする。

そして、そんな時はなんとかして嫌なものを心の中から追いはらいたくなるものだ。たとえば、悲しい時に「悲しくなんかない」と言いきかせたり、不安な時に躍起になって不安を押さえつけようとしたり、嫌な考えが何度も浮かぶのを止めようとしたり……。誰でも「それ以上考えるな」とか「落ち着け」、あるいは「悲しんでどうなる」と、自分の声が命令するのを聞いたことがあるだろう。または、アルコールや精神安定剤などの助けを借りて、現実逃避を図ったこともあるかもしれない。

しかし、そんなふうに、心を無理に押さえつけて、嫌なものを追い出そうとするのはよいことではない。そんなことをすると、逆に悲しみが強まったり、不安がますます大きくなったりすることになりかねないからだ。というのも、嫌なことや辛いことを忘れようとすると、そこに意識を集中させることになるが、そのせいで、逆に記憶に深く刻まれやすくなるのである。また、「不安な気持ちになど絶対になりたくない」と考えると、不安に対して過敏になるため、ごく小さな出来事も不安の種になる。その結果、ささいなことでも不安になってしまうのだ。

もちろん、一時的には、辛い考えや気分を変えることはできるし、心配事や悲しみから気をそらすこともできる。しかし、それはあくまで一時的なことにすぎない。困ったことに、心の中の厄介事というのは、いっとき外に追いやることができたとしても、遅かれ早かれ舞いもどってきてしまうのである。また、辛い感情や思考を追いやろうとエネルギーを注げば注ぐほど、それにとらわれて苦しくなったりするものだ。だから、私はよくセラピーでこう話している。「辛い感情や考えは、無理に追いやろうとしなくていいんです。かえって強まってしまいますから。一番いいのは、そのまま受け入れることなんです」

## ◈——心の内と外を区別する

しかし、「たとえ辛い感情や嫌な考えでも、そのまま受け入れよう」と言われても、どこかふに落ちないかもしれない。その気持ちはよくわかる。私たちは普段、何か問題が起こった時は、積極的に行動して解決することに慣れているからだ。

けれども、積極的に働きかけてうまくいくのは、自分の外側、すなわち現実に起こっている出来事に対してだけである。その方法は、自分の内側、すなわち心には通用しないのだ。それどころか、前述したように、不安や悲しみを感じないようにかたくなにはねつけていると、逆にそれは大きく膨らんで、消えにくくなってしまう恐れがあるのである。

### 辛さも役に立つ

そもそも、どうして私たちは辛い感情や不快な感覚を抱くのだろうか？　実は、それが生きていく上で役に立つからである。

たとえば、自動車事故の映像を見たあと、車を運転するのを怖く感じることがあるだろう。これは怖さを感じることで、運転が慎重になり、事故を未然に防ぐ役割をしてくれている。つまり、恐怖には危険から身を守ってくれる役目があるということだ。同様に、嫌な記憶というのも、同じような不快な目に二度とあわないようにするために大切なものである。また、悲しむことは誰かに助けを求める気持ちにつながり、怒りがわくことによって、困難と闘うこともできる。

要するに、私たちが心に感じるものはすべて、何かしら大切な役割を果たしてくれているのだ。特に、不快なものや辛いものは、警告の意味あいが大きい。それは心が発するメッセージなのである。

## 心の言いなりになると「現実」がゆがむ

ただし、「心が発するメッセージにとらわれすぎない」ということにも気をつけてほしい。不安や嫌な感情をはねつけていると、逆にそれが大きくなることはお伝えしたが、心の言いなりになると、今度は心がつくりだしたゆがんだイメージを「現実」だと信じてしまうこともあるからだ。そうなると、やはりうまく日常生活を送れなくなってしまう。

たとえば、いつもはにこやかな上司が、素っ気ない返事をしたとしよう。そんな時、心の中では「上司の機嫌を損ねたのだろうか、それとも何かミスをしたのだろうか」と不安がわいてくるかもしれない。さらに不安になると、「自分は嫌われた」と思うかもしれない。しかし、蓋《ふた》を開けてみれば、どうということはない。上司は悩み事のせいで、たまたま上の空で返事をしただけだった。それなのに、もし心がささやくメッセージをうのみにしたなら、「自分は嫌われた」という現実とは異なることを「現実」だと信じてしまうことになる。

要するに、心のメッセージは無理にはねつけるのも、また、すべて聞いてしまうのもよくないということだ。ならばどうすればよいのか？　その答えは、「受け入れる」ことである。

## ◇――心のメッセージを受け入れる

では、ここからは「心のメッセージを受け入れる」とはどういうことか、話をしていきたい。

たいていの場合、私のところに来た相談者は、受け入れることを学ぶと、肩の荷がおりたようなほっとした様子になる。というのも、それまで心の言うことを押さえつけようとして、散々苦しんできたからだ。そして、心のメッセージを受け入れられるようになった人の多くは、それほど深刻ではない身体の疲労のほうを訴えるようになる。いわば、心と闘うことをやめることで、穏やかな生活を送れるようになるのだ。

### 一丸となって人生に臨む

さて、ここで、「心のメッセージを受け入れる」ということを、サッカーチームにたとえて説明してみたい。

あるサッカーチームの中に、心配性でいつでも悲観的なことを言う選手がいたとしよう。もし、その選手の意見ばかり聞いていたら、試合はうまくいかないだろう。しかし、メンバーから外せばチームは成り立たない。では、どうするか？　その選手の意見の聞くべきところは聞き、あとはチームの一員と認めて、一丸となって試合に臨めばいいのだ。

次に、「チーム」を「心」に、「心配性な選手」を「辛い感情や嫌な気持ち」（すなわち「メッセージ」）に、そして「試合」を「人生」に置きかえてみよう。

〈心の中には、時には辛い感情や嫌な気持ちも現われる。もし、辛い感情や嫌な気持ちの言うことばかり聞いていたら、人生はうまくいかないだろう。しかし、それがなくなってしまったら、心は成り立たない。では、どうするか？　辛い感情や嫌な気持ちが伝えようとしていることと、すなわち心のメッセージを聞き、あとは心の一員と認めて、一丸となって人生に臨めばいいのだ〉

いかがだろうか？　これが「受け入れる」ということだ。

column 09

## ❖ 受け入れるためのエクササイズ ❖

このエクササイズで「受け入れる」というのはどういうことなのか、感じてみてほしい。

1　まず、気がかりなことに気持ちを向けてみよう。辛い感情や考えが浮かんでくるだろうが、それを無理に追いはらわないようにしよう。

2　それから、その問題について一番辛い結果をひとつだけ思い浮かべてみよう。たとえば、友人と喧嘩《けんか》しているなら「もう仲直りできないかもしれない」、就職に悩んでいるなら「希望の会社には就職できないかもしれない」。ただし、悪いほうへと考えを膨らませないこと。「希望の会社どころか、どこにも就職できないかもしれない。どうしよう、将来は住む場所にも困るんじゃないだろうか……」などと、どんどん考えていかないように気をつけてほしい。

3　その辛い結果をそのまま心に浮かべておこう。大切なのは、もし「希望の会社には就職できないかもしれない」と考えたなら、「そうだね、そうかもしれないね」と相づちでも打って、その可能性をただ受け入れることだ。それ以上に辛い結果を考えてはいけないし、また「希望の会社に就職できないわけがない」などと否定してもいけない。そうやって、受け入れることができれば、やがて不安な気持ちも消えていくだろう。

この「受け入れる」感覚をつかんでもらうため、ひとつエクササイズを用意してみた（コラム9参照）。私自身、気がかりなことがある時、行なっているものである。

## 受け入れていないことを知る

エクササイズを試してみて、あなたの心にはどんなことが起こっただろうか？　もしかしたら、「こんなことをしても役に立たない」と途中で考えたかもしれない。あるいは、「こんなことを考えてはいけない」と嫌な気持ちを追いはらいたくなったり、「こんなことは起こりっこないんだ」と言いきかせて安心しようとしたかもしれない。

実は、こういった反応はすべて「受け入れていない」ことになる。心に浮かぶものを受け入れようとしないで、力ずくでなんとかしようとしている状態なのだ。

受け入れるための第一歩は、自分が今この瞬間、辛い感情や考えを追いはらおうとしていると気づくことにある。そして、それは見方を変えれば、「心を客観的に見る」ということでもある。

## 客観的に見よう

つまり、「心のメッセージを受け入れる」というのは、「心を客観的に見る」と言いかえることもできるのである。それはたとえば、悲しい時は「悲しみを感じている」と考え、不安な時は「不安を感じている」と考えるということだ。すなわち、「感じている」ととらえることで、悲しみや不安と一体化するのではなく、距離を置いて観察するのである。

もし心がざわつきはじめたら、それを追いはらおうとせず、少しの間じっと心を観察してみてほしい。心はいろいろな感情や思考をつくりだして、メッセージを送っているはずだ。そんな時は、心が発するメッセージを無理に追いはらったり、逆にうのみにしたりせずに、まずは心がきちんと警告してくれることに「ありがとう」と感謝すればいい。

それから、そのメッセージ——つまり、浮かんでくる感情や思考をただそのまま受け入れよう。そうして、すべてを受けとめながら、自分にとって本当に大切なことに目を向けていこう。心のメッセージを受け入れていれば、少なくとも、不安が不安を呼ぶことはなくなる。心が想像した「架空の現実」にのみこまれて、悩み、疲れはててしまうことはなくなるだろう。

そう、たとえばお芝居でも見るように、心を眺めてみてほしい。「ああ、不安が現われてきた」「悲しい気持ちがあるぞ」、そんなふうに心に起こっていることを、起こっているままに眺めるのだ。そうやって、あるがままの心を受け入れていこう。そうすることで、きっと私たちは真の意味で〈心を愛する者〉になれるだろう。

# 第9章

# 自ら実践する認知行動療法

ニコラ・デュシェーヌ

精神科医も人間だ。不安に襲われたり、うつうつと落ちこんだりすることもある。著者も精神科医になりたてのころ、そういう自分に苦しんでいた。そこで著者が取った手段は、セラピーで勧めている認知行動療法を自分でも行なうことだった。以来、そうして自分をコントロールしてきたという著者が、体験をもとに認知行動療法を実践するヒントをアドバイスする。

この本のテーマを与えられた時、私は最近、患者のひとりクリスティーヌから、こう尋ねられたことを思い出した。

「なんだかお疲れのようですね。でも、先生は誰に診てもらうんですか?」

この問いかけに答えることが、読者のお役に立つ話になるだろうか?

クリスティーヌが気遣ってくれたように、精神科医の仕事には気の重いことも多い。では、どうしているのかといえば、ひとつには、私は時おり同僚にアドバイスをもらうようにしている。そのおかげで心の安定を保つことができ、精神科医として相談者の話に耳を傾け、精力的に仕事ができるのだ。

そして、もうひとつ。私はセラピーで勧めている方法を自分でも実践している。医者なら何か特別なことをしているのだろう、と疑われるかもしれない。だが、誓って本当だ。私は相談者に勧める方法を自分でも利用している。そして、今幸せに生きいきと毎日を過ごせているのは、その効果が大きいと思う。そこで、これから私の経験談をお話しさせていただきたい。お役に立つかどうかはわからないが、それでも何がしかのヒントになれば幸いである。

## ◈——これまでの私のこと

私の診察室には、マトリョーシカ人形が飾られている。人形の中からまた人形が出てくる入れ子構造のロシアの人形で、医者になった時、友人のベネディクトがプレゼントしてくれたものだ。スカンディナビア諸国の精神科医の間では、この人形は贈り物の定番だそうだ。次から次へと出てくる人形はどんどん小さくなるが、姿形はまったく変わらない。この様子が、人間の成長や人格形成にそっくりだというのだ。つまり、三つ子の魂百まで、大人の中には子ども時代の姿が潜んでいるというわけだ。

しかし、人間はそんなに単純ではない。子ども時代が影響を残すとしても、自分を知ることによって、精神面や個性を変えることだってできる。そう言いきれるのは、私自身が自分と向きあい、自分を変えてきたからだ。

私は家族にも友人にも恵まれ、学業や仕事の面でも比較的順調だった。しかし、青春時代の私はかなり屈折していた。その屈折を抱えたまま精神科医の道に進んだのだが、そこで出会ったのが〈認知行動療法〉だった。私は、まず自分自身でその療法を試してみたのだが、そのおかげで自分をより客観的に見ることができるようになったのだ。そうすると、自分の人生に感謝できるようになった。なぜなら、人生にはいいことがたくさんある。たとえば、人生は私に最高の家族を与えてくれた。それなら、自分の人生に起こったことはすべて、いいことも悪いことも受け入れよう。そう思えるようになったのだ。それと同時に、心のバランスを追求する精神科医の仕事がとても重要であり、また興味深いということにも気がついた。それについては今、私はこう信じている。精神科医こそわが天職だ、と。

そして、私を支えてくれるのは、家族の存在だ。妻は思いやり深く、誠実で賢い女性だ。たまに喧嘩をするにしても、私にとっては羅針盤のような存在で、常に私を愛し、正しい道へと導いてくれる。妻とともに家庭を築いてきたことは、この上なく素晴らしい経験である。そして、四人の子どもたちが私の人生をどれほど豊かにしてくれたことか。長年子どもたちと接する中で、私は愛情について深く知ることができたのだ。

## 挫折から始まった自己変革

さて、前述したように、若いころの私は屈折を抱えていた。その結果、さまざまな不安や疑念を抱き、憂うつに襲われ、ひどく苦しい時期を送った。そのころの気持ちを思い出すことは楽しい作業ではない。だが、あえて当時の自分を振りかえることで、どのように私が問題を克服して、前向きに人生をとらえられるようになったのかをお伝えしたい。

## インターン時代の挫折

ここで私のインターン時代の挫折についてお話ししよう。今にしてみれば、挫折したことは貴重な経験だったといえる。なぜなら、それをきっかけに私は自分の問題を自覚し、なんとしてでも変わろうと決心したからだ。

それは、インターンを終えるころだった。私は〈臨床教育指導医〉になりたいと思っていた。インターンの上に位置してインターンたちを教える立場だ。インターンの誰もが目指すポストであり、その経験がその後のキャリアにも大きくものをいう。ところが、私はそのポストに就けなかった。なぜだ？　私はもんもんとした。成績に問題はないはずだ。他人には「指導医は激務だから、あまりなりたくなかったんだ」などと言いつくろった。しまいには、自分自身でもそういう言い訳を信じこみかけた。そうでもしないと自尊心を守れなかったのだ。

だが、少し時間を置くと、自らの問題に思いいたるようになった。私は人間関係をうまく築くことができなかったのだ。とりわけ、自分の感情を表に出すことが苦手だった。そのせいで、仕事や研究の場でのコミュニケーションに問題を抱えていた。そのために、〈指導医〉のポストを逃したのだ。

考えてみれば、私はずっと、人と接するのが不得手だった。同僚に何か指摘しようと思っても、相手を傷つけるのではないかと不安になって、言葉をのみこむことが多かった。そのいっぽうで、何も言うことができないことで、ストレスをためこんでいた。

## 子どものころから

そもそも、どうして自分の感情を表に出すことができないのだろう？　そう思って、私は自分の生いたちを振りかえってみた。

物心がついた時から、両親は厳格だった。しつけは厳しく、行儀よくしているのがあたりまえ。泣きさけんだり、かんしゃくを起こしたりするなどということは絶対に許されなかった。もちろん、子どもだから時には爆発もするが、そうするとまた厳しくしかられる。しかられれば、自分を責める。ぼくは悪い子だ、いい子にならないと、パパやママに愛してもらえない……。長い時間をかけて、私は「感情をあらわにしない」という規律を自分に課し、がんじがらめになっていった。そうして、自分の殻に閉じこもるようになっていったのだ。

こうして自分の考え方や物の見方を検証してみて、私は自分を変える必要を痛感した。そこで、精神科医として学んでいた〈認知行動療法〉を自分にも応用してみることにした。それは、かねがね患者に勧める治療法は医師本人も使うものであるべきだ、と考えていた私のポリシーとも合致することだった。

## 自分の殻を破る

私が選んだのは、自己主張を訓練するロールプレイング式のグループセッションだった。初めてのセッションの日、出番を待っていた時のことは、今でも忘れられない。あの時、私の頭の中では、「こんなことはやめろ。やめるんだ！」という声が警鐘のように鳴りひびいていた。ロールプレイングだとしても自己主張するということは、感情をあらわにすることではないか。それはつまり、自分の規律を破ることだ。ほかの参加者の視線を感じると、その声はさらに大きくなった。やめろ、やめろ！　私はパニックを起こしかけていた。霧の中にいるように何も見えなくなり、不安と恐怖で押しつぶされそうだった……。

そのあと、何をどうしたのか、セッションの内容自体はもうよく覚えていない。ただ、恩師イヴァン・ノートやセッションの仲間たちの励ましが私を救ってくれた。そのおかげで、私は少しずつ落ち着きを取り戻し、訓練を続けることができた。そして、このような訓練を重ねて自信をつけたことで、他人とのコミュニケーションにも変化が表われた。人と接することが苦手だった私が、少しずつ自分の考えや気持ちを口に出し、表現できるようになったのだ。

それと同時に私が理解したのは、自己主張することと他人を尊重することは必ずしも矛盾しない、ということだ。要はバランスなのだ。そういうことがわかると、人間関係もスムーズになった。私は、自分の殻を破って、一歩前進したのだ。

## 認知行動療法をマスターする

私は〈認知行動療法〉が有効な治療法だと確信するようになった。そこで、その手法をマスターすることに力を注いだ。それには訓練を積みかさねることが必要だと考えた。その理由をテニスを例に説明しよう。

私は子どものころからテニスをしていた。しかし、かなりがんばっても成績は中級クラス止まりだった。エースを決めたつもりでも、ボールはネットにかかる。何のことはない、フォアハンドストロークが下手くそだったのだ。ところが、兵役の時に集中してトレーニングする時間を持つことができた。すると、連戦連勝。かつてない好成績を残すことができたのだ。

これは認知行動療法でも同じことだ。効果をあげるだけの技術を身につけるには、何度も繰り返し訓練する必要があるのだ。誤解のないように。こうした訓練が個性を奪い、型にはめるものだとは思わないでほしい。テニスの練習を繰り返し積むことで的確で多彩なストロークを繰りだせるようになるのと同じで、訓練を重ねれば、状況に応じていろいろな対処ができるようになる。つまり、訓練を重ねて基本ができてこそ、応用をきかせ、型にはまらない対応ができるのだ。

## ◈――問題を解決するためのいくつかの方法

人は生きていくなかで、幾度も壁にぶつかる。誰かと喧嘩する、大事な人を失う、勉強や仕事で失敗する……。私自身も、そういう人生の障害にぶち当たっては悩み、苦しみ、くじけそうになってきた。でも、辛い時こそ問題を直視して、解決に向けて努力しなければならないと私は思う。それが簡単でないことはもちろん承知している。そこで、解決のヒントの代わりに、私自身が問題を解決した例をご紹介しよう。

## 自分をコントロールする

私が自分で実践している〈認知行動療法〉の手法のひとつは、自分の気持ちをたくさんノートに書きしるすことだ。「気分が悪い」とか「ふさぎこみがちだ」とか、その時々の自分の気持ちをノートに書く。そして、そう感じた状況も書いて、自分の考え方、感じ方を分析してみるのだ。

一例をあげてみよう。症例のプレゼンテーションをした時のことだ。上司が何か冗談を言ったのだが、私には意味が理解できなかった。そして、「きっと、ぼくはトンチンカンなことを言ってしまったんだ。だから、からかわれているに違いない」と考えてしまった。そう思ってしまうと、考えは悪いほうへ悪いほうへと傾いていき、その場の出席者全員が自分をばかにして笑っているように感じてしまったのだ。だが、会議のあとで、そのことをノートに書きしるして、落ち着いて分析してみると、自分が考えすぎていたことがわかった。上司は、普段から冗談好きな人で、機嫌がいいとますますどうでもいい冗談を飛ばすことを思い出したのだ。その日はことのほか機嫌がよかった。ということは、あれもその手の冗談だったのだ。こう理解できると、対処の仕方も覚えられる。

こういったことを何度も繰り返し、自分の考え方を知って対処することで、私は自分の気持ちをうまくコントロールできるようになっていった。

## 恐怖に慣らす

これは私がまだ若く未熟な親だった時の体験だ。私は息子にせがまれ、ディズニーの短編映画『みにくいあひるの子』のビデオを見せた。特に悪影響はないと思ったのだ。しかし、アヒルの家族の中でひとりだけ風貌《ふうぼう》が違う白鳥の子がのけ者にされ、苦しむシーンが流れると、息子の顔がゆがんだ。息子の顔はどんどん青ざめていき、とうとう泣きだしてしまった。私はあわててビデオを止め、息子を抱きしめた。そして、見せても大丈夫だと判断したことに責任を感じた。ところが息子は、泣きながら、「もう一回！　もう一回見たい！」と訴えるのだ。私はびっくりした。

そこで私は妻と話しあい、その結果、そのビデオを五、六回繰り返して見せることにした。そうすれば、悲しいシーンも落ち着いて見られるようになり、ショックから回復するはずだと考えたのだ。これを心理学的に説明すると〈馴化《じゅんか》〉といい、「辛いシーンに慣らし、シーンを予測できるようになることで不安を和らげて、精神的ショックの軽減を図る」ということになる。

## 人前で話す不安をなくす

もうひとつの例は、人前で話すのが苦手だった私がそれを克服した過程だ。私は二〇〇〇年にモンペリエで開催された学会で発表をすることになっていた。この予定はその二年も前に決まったのだが、そう決まったとたん、私は不安に襲われた。数人の前で話すのさえ苦手なのに、不特定多数の聴衆に向かって話すなんてとてもできない、と感じたのだ。

だが、まだ二年ある。その間に練習すればいいではないか。私は仲間内の会合や小さな学会で機会を見つけては、発表の経験を積むことにした。回数にして八回。発表するたびに、自分の思考やメンタル面の変化をチェックしたり、発表時の態度や話し方を分析したりした。すると、最初のうちはおどおどと原稿を棒読みするだけだったのが、徐々に出席者たちと対話しながら発表ができるようになった。しかも、控えめながらも自分の個人的な思いを語れるようになってさえいたのだ!

訓練のかいあって、二〇〇〇年の学会発表は成功した。しかも、この経験で人と意見交換する楽しさにも目覚めた。それ以来、私は学会発表やさまざまな場面でのスピーチを積極的に行なうようになった。そして今では、人前で話すことが苦にならなくなっている。

## ◈――大切なことは目に見えない

ところで、妻と私は、サン゠テグジュペリの『星の王子さま』が大好きだ。詩的で軽妙な表現で、繊細な王子様の目をとおして、人生において忘れてはならない基本的なメッセージが語られている。

「妙な子どもの声がするので、ぼくは目を覚ました。すると、こんなことを言われた。『ねえ、ヒツジの絵を描いて!』」。読んだことがある人は覚えているだろう。絵を描くのを頼まれた飛行士は、いろんなヒツジを描いてみたが、どれも王子のお気に召さず、とうとう投げやりにひとつの箱を描いた。そしてこう言うのだ。「きみの欲しがっているヒツジはこの箱の中にいるよ」

もちろん箱の中にいるヒツジは見えない。私はこれと同じように、訓練によって得た経験や自信は、実際には技術を超えた見えないところにあると思う。「物事は心でしか見ることができない。大切なことは目に見えない」とサン＝テグジュペリが言うのと同様に、精神療法の過程でも、大切なことははっきりとは見えにくい。心で感じとるものなのだ。

相談者のひとりマリーは、最後のセッションで、なぜ私と一緒にセッションを続けられたのか、そのわけを話してくれた。

「真剣に話を聞いてくださったし、思春期の息子さんについての悩みを打ち明けてくださったから、先生を信頼できました。何より、ご自身が自分の規律に縛られて苦しんだ経験を話してくださったことで、先生なら、わたしの気持ちを理解してくださるって思えたんです」

精神科医冥利《みょうり》に尽きるのは、こういうふうに気持ちが通じあう瞬間だ。

## ◈――心と身体はつながっている

もうひとつだけ、お話ししておきたい。私は精神科医、つまり医者である。だから、セラピーを行なう時は、心だけでなく身体のことも同時に考える。

心の状態と身体のコンディションには関連があるということは、セラピーの時に限ったことではない。日常生活のレベルでもわかることがある。

ある夏のこと、私は友人のアブデルに誘われてチュニジアの家を訪ねた。ちょうどイスラム教のラマダーンの月に当たっていたので、日の出から日没までの断食を体験してみた。すると、午後遅くに私たちは脱水症状を起こした。それに伴い、いらいらが募り、とうとうちょっとした口喧嘩をしてしまった。そして、ようやく日が沈み、食事をとって満腹になると、すっかり仲直りした。この体験で、私は心と身体がつながっていることを実感した。

読者のみなさんも、寝不足だったり風邪を引いたりした時に、気分が落ちこんだり、不機嫌になったりしたことがおありだろう。そう、身体と心はつながっているのだ。「病は気から」というが、その逆もしかり。つまり、体調不良は精神面にもよくない影響を及ぼすということだ。

だから私は、身体の管理にも気を配っている。それによって、精神的にも落ち着いた状態でいられるのだ。

column 10

## ❖ 心がけていること ❖

私が日々考えていることをキーフレーズとしてまとめてみた。自戒の意味が大きいが、ひとりの精神科医の心の内を知っていただければと思う。

- ◆ 精神療法医たるもの、相談者に勧めることを自身でも行なうべし。
- ◆ 助けを求めることは問題解決への第一歩。そして、専門家の知識と本人の意志がセラピーの両輪。
- ◆ 認知行動療法は、〈認知のゆがみ〉を直して、心のバランスを図っていく。
- ◆ 失敗は成功のもと。諦めるな。
- ◆ 怖れることなく、不安に立ち向かおう。
- ◆ 日々精進。
- ◆ 身体を軽んじることなかれ。
- ◆ 思いやりと誠実さが第一。

## ◎——最後に

私は精神科医として仕事をしながら、人間の心理について多くのことを学ぶことができた。その中で知り得たことは、プライベートでも大いに役に立った。今日、私が自信を持って認知行動療法を勧められるのは、自分もその手法を実践し、悩みや問題を乗りこえてきたからだ。そのことをもう一度、声を大にしてお伝えしたい。

これまでの多くの人々との出会いや幾多の経験は私の中に深く刻みこまれている。なぜなら、そのおかげで今の私がいるのだし、心の問題を抱えていた時には助けにもなってくれたからである。そして、クリスティーヌ、どうもありがとう。あなたの心遣いに私は深く胸を打たれた。

自分の過去を振りかえり、本稿を書くことは、私にとってひとつの挑戦だった。わずかでも、みなさんの励ましとなり、生きるヒントになれば幸いである。人生は山あり谷ありである。それでも、みなさんの心がいつも穏やかであることを願ってやまない。

# 第10章　働く女性のストレス

ファトマ・ブヴェ＝ドゥ・ラ・メゾンヌーヴ

《仕事を持つことによって、女性は男性との隔ての大半を乗りこえてきた。仕事とは女性に具体的な自由を保障する唯一の道である……》

シモーヌ・ド・ボーヴォワール

精神科医として、著者は働く女性の厳しい現実を日々、目の当たりにしている。また、自身もふたりの子どもを育てながら仕事をしてきた中で、女性が働く厳しさを痛感してきた。そんな著者は今、男女共が気持ちよく働ける社会の実現を願っている。著者の熱い思いを聞いてみよう。

わたしの診察室には、疲れはてた女性が大勢訪れる。限界までがんばって、どうしようもなくなってからわたしのところにやってくる女性のなんと多いことか。どの人も一様に自信を失い、自分を責め、苦しんでいる。ある調査によると、働く女性は向精神薬を使用する割合が高く、自殺未遂の件数も多いという(11)。

女性の場合、特に出産がきっかけで、仕事のキャリアを奪われることが多い。また、せっかくキャリアを築いても、職場環境が悪くなって辞めざるを得なくなることもある。そこで、そんな実態を知っていただくべく、この章では初めに、「子どもの預け場所がないせいで、仕事を失ったシングルマザーの話」を紹介したい。それから次に、「モラル・ハラスメントのせいで職場を追われた女性の話」をしようと思う。また、最後にわたし自身の職場での経験談もお話ししたい。

## ◈――子どもを預ける場所がない

では初めに、クララというシングルマザーの話をしよう。子どもを持つ女性が働こうとする時、壁になるのは子どもの預け場所である。特にシングルマザーの場合、もし子どもをどこにも預けられなければ深刻な事態を招きかねない。

### シングルマザー――クララの場合

クララはずっと音楽業界で働いていたが、ある時、独身のままひとりで子どもを産むことを決めた。そして、フランスの多くの女性がそうするように、妊娠中から託児所を探しはじめた。けれども、そこで早くも壁にぶつかった。公立の保育所はもちろん、私立の保育所もすべてふさがっていたのだ。それでも、クララはへこたれたりしなかった。「それなら、在宅で仕事をしながら子どもの面倒を見よう」そう考えたのだ。

やがて、息子が誕生し、クララは大きな幸福を味わった。しかし、数週間が過ぎるころには、次第に困ったことになってきた。在宅で仕事をするのは難しいことがわかりはじめたのだ。クライアントはじかに会って話をしたいと言ってくる。しかし、乳児を抱えているクララにとって、それは無理な話だった。こうして、クライアントの要望に応えられないでいるうちに、ひとつまたひとつと仕事の依頼は減っていった。やがて、ぱったりと依頼は途絶え、クララは経済的に不安定な生活を送らざるを得なくなった。

## 不安定な生活から抑うつ症状へ

残念ながら、クララのケースはシングルマザーがおちいりやすいパターンである。フランスでは昨今、両親のどちらかひとりとだけ暮らしている子どもはおよそ二百四十万人いるが、そのほとんどは母親と暮らしているという(12)。裏を返せば、それだけ多くのシングルマザーがいるということだ。そして、シングルマザーの場合、ひとたび失業してしまうと、経済的に不安定な生活から抜け出すのはたやすいことではない。さらに、経済的に不安定だと、精神的にも不安定になりやすく、それが子どもの虐待につながることもある。

生活に困りはじめたクララも、時々「この子さえいなければ……」と考えてしまうようになった。そして、すぐにそんな自分を責めた。「わたしが望んで産んだ子なのよ。わたしがちゃんと面倒を見てあげなくちゃ……」

やがて、クララは少しずつ抑うつ状態におちいり、だんだん人と付き合わなくなっていった。家族や友人にも連絡しなくなり、とうとう話し相手はソーシャルワーカーだけになってしまった。そして、そんなふうになった自分を恥じ、何もかもが絶望的だと思うようになった。重い抑うつ症状のせいで、もはや自力ではそこから抜け出せない状態になっていた。

こうして、わたしの診察室に来た時、クララは困窮する暮らしに打ちひしがれていた。しかし、その暗い表情の中にも、時おり内に秘めた強さがのぞいていた……。

## 自信を取り戻して

クララには、まず自信を取り戻してもらうことが大切だった。「わたしは何もできない」という思いこみから脱してもらうのだ。そのためには、何より抑うつ症状の改善を急ぐ必要があった。

そこで、わたしは薬を処方するのと並行して、心理療法を行ない、やる気をうながすようにした。「そんなことないわ、クララ。今、こういう状態なのは決してあなたのせいじゃないの。ほら、あなたはひとりで坊やを産んで、立派に育てているじゃない。意志が強くないと、なかなかできないことよ。それに、そろそろ坊やも大きくなってきたから、少し時間もできるでしょう。可能性はいくらでもあるの。あなたならできる。どんなことだってできるのよ」

カウンセリングを繰り返すうちに、クララは次第に自信を取り戻しはじめた。そして、生来の積極的なところも戻ってきた。今ではクララは仕事を見つけ、将来に明るい希望を持てるようにもなっている。

いつかは自分の会社を立ちあげて音楽教室を開き、自宅で働くつもりだという。

多くのシングルマザーたちと同じく、クララの苦境はひとりぼっちで子どもを育てなければならないというところから始まった。家族の助けを当てにできず、社会的な支援も得られずに……。「食べていくためには、子どもを諦めなくてはいけないの？」。これは、クララが叫ぶように発した言葉だ。「仕事か子どもか」を選ばなくてはいけない女性は今なお多い。「仕事を続けながら母親になりたい」という望みを実現しやすい社会を、わたしは切に願っている。

## ◇——職場のモラル・ハラスメント

さて、クララは子どもを産んだあと仕事がなくなって苦しんだが、次に、仕事で成果をあげながらも、職場でモラル・ハラスメントにあって苦しんだミュリエルの話を紹介したい。

五十八歳のミュリエルは、母親として三人の子どもを育てながら、行政機関で働いてきた。その業績が認められて、責任あるポストに

column 11

### ❖ あなたを励ます言葉 ❖

辛い日々が少しでも過ごしやすくなるように次の言葉を贈りたい。

◆ あなたはひとりぼっちじゃない。

◆ あなたにはできる。自信を持とう。

◆ 完璧じゃなくてもかまわない。悩みを打ち明けるのは、恥ずかしいことじゃない。

◆ 黙って我慢するのはやめよう。気持ちを口に出してみよう。

◆ 自分の不調に気がつこう。疲労感が続いたり、眠れなかったり、落ちこんだりする時は、医師に相談してみよう。

就くこともできた。しかし、ここにいたるまでの道のりは決して平たんではなかった。昇進すると、「どうせ色仕掛けで上司をたぶらかしたのだろう」などと、ひどいことをささやかれたりもしたのだ。そんな根も葉もない噂《うわさ》を払拭《ふっしょく》すべく、ミュリエルは懸命に仕事に打ちこんできた。

## ミュリエルの場合

ところが、新しい上司がやってきて、ミュリエルは苦境に立たされた。モラル・ハラスメントの標的にされたのだ。新しい上司は、暴君さながらに威張りちらすタイプの男性だった。おそらく、ほかの職員は権力を振りかざせば言いなりになったのに対して、ミュリエルだけはいつでも歯に衣《きぬ》着せぬ物言いをするため、反抗的だと疎まれたのだろう。しかし、上司から怒鳴りつけられても、難癖をつけられても、ミュリエルは決して言いなりにはならなかった。自分が正しいと思うことを貫きとおした。すると、ひとまず表立った攻撃はやんだように見えた。

しかし、実はそれは攻撃のやり方が変わっただけだった。今度はより陰湿な手口に移ったのだ。初めのうち、上司はミュリエルに何か言う時には、ミュリエル本人にしかわからないようにして、悪意の潜んだ言い方をした。やがて、何かにつけていかにもミュリエルに落ち度があるといったメールを、断定口調で送りつけてくるようになった。それもミュリエルだけでなく、同僚たちにも送りつけるのだ。そうして、公然とミュリエルの信用を落としにかかった。ミュリエルが、「そんなことはない」とどれだけ反論しても、らちが明かなかった。モラル・ハラスメントの加害者である上司の目的は、ミュリエルをおとしめることなので、初めから聞く耳など持っていないのだ。その場その場で平気で矛盾したことを言って、ミュリエルの言い分をはねつけるのである。

それでもなお、ミュリエルはやり過ごそうとした。「いつもどおり仕事で成果を出せば、いつか認めさせることができる」と信じて……。しかし、その考え方はモラル・ハラスメントの加害者には通用しない。そもそも、モラル・ハラスメントの加害者は、被害者が邪魔だから、執拗《しつよう》に攻撃を続けてくるのである。そのため、仕事で成果を出したところで評価などされるわけはなく、さらにモラル・ハラスメントを助長するにすぎないのだ。

後にミュリエルは、わたしの診察室でこう語っている。「あの上司を目にすると、急に胸が苦しくなるのを感じるようになりました。いえ、蛇ににらまれたカエルのように、身体が動かなくなったと言ったほうがいいかもしれません」

やがて、ミュリエルは仕事にいくのが怖くなった。絶えず不安を感じるようになり、よく眠れなくなった。やっと眠れたかと思えば、夢に上司が現われてうなされた。食欲をなくしてやせていき、次第に抑うつ症状におちいっていった。

しかし、そうなってもまだ自分の力でなんとかできると信じて、ミュリエルは声をあげずにいた。けれども、いっこうに事態がよくならなかったため、ついに同僚たちに助けを求めてみた。だが、みな自分が上司の標的にされることを恐れて、何もしてくれなかった。

とうとう、ミュリエルは人事部に訴えでた。しかし、人事部も頼りにはならなかった。返ってきた答えは「あなたはまじめで優秀すぎるんですよ。だから、上司も扱いかねているんでしょう」というものだったのだ。それでも、そこには多少の評価もふくまれていたので、納得はできなかったものの、ミュリエルは引きさがった。しかし、この種の物言いには気をつけたほうがいい。その場しのぎで相手をなだめようとしているだけだからだ。実際には問題解決に動くつもりのない時に使われることが多いのである。

こうして、人事部も動いてくれなかったため、八方ふさがりになって、ミュリエルはわたしの診療室にやってきた。もはやアルコールと抗不安薬でどうにか日々をしのいでいる状態だった。積もりに積もった疲労は限界まできていて、それまで一生懸命に取りくんできた仕事にも、もう打ちこめなくなっていた。幸い、カウンセリングの結果、今ではモラル・ハラスメントで受けた心の傷はだいぶ癒えている。だが、長い間身を粉にして働き、キャリアを積んできた職場からは離れざるを得なくなったのである。

## あなたは悪くない

ミュリエルは、上司からのモラル・ハラスメントのせいで、それまでのキャリアを奪われた。もし職場でモラル・ハラスメントにあったなら、ミュリエルのように手遅れになる前に、早めに誰かに相談してほしい。それにはまず、「自分はモラル・ハラスメントを受けている」と気づくことが大切である。誰かから長期間にわたって敵意を向けられていると感じたら、「気のせいだ」などと思いこもうとせずに、早めに直属の上司、それが無理ならばほかの部署の上司などに相談してほしい。

モラル・ハラスメントの加害者というのは、被害者の能力を否定するようなことを、少しずつ吹きこみ、巧妙に相手の自信を失わせていくものだ。そのため、被害者は次第に「自分には能力がない」と思いこみやすくなる。そして、そのせいで実際にだんだんと仕事で失敗をするようになったりもする。そうなるとさらに攻撃されてしまう。そんな事態になって仕事を辞めることを考えたりする前に、誰かに相談をして、自分の能力に自信を取り戻さなくてはいけない。

ただ、ミュリエルの場合は、人事部に訴えてもまともに対応してくれなかった。大変残念なことではあるが、

column 12

## ❖ 職場での人間関係に悩まないために ❖

職場で円滑な人間関係を築く方法として、次のことをアドバイスしたい。

- ◆ 頼れる人をひとり持とう。
- ◆ 知りあいの輪を広げよう。
- ◆ 難しい性格の人(13)に気づいて、うまく付き合う方法を学んでおこう。
- ◆ もし険悪な状況になっても、受けながして争わないようにしよう。
- ◆ あまり大げさに考えないようにしてみよう。たとえば「何も人が死ぬわけじゃないんだから」と思ってみる。
- ◆ 半人前のように扱われるのは拒否しよう。あなたは責任あるひとりの人間なのだから。

また、もしモラル・ハラスメントかもしれない、と思ったなら次のことに気をつけてほしい。

- ◆ ひとりで苦しい気持ちを抱えこまず、早めに誰かに相談しよう。上司や人事部、産業医、精神科医など。
- ◆ 罪悪感を捨てよう。あなたは「自分が悪い」と思いこまされているだけなのだから。
- ◆ 加害者とは正面切って争わないようにしよう。大切なのは、自分を守ることだ。あなたを苦しめようとしている人物の罠《わな》にはまらないように。加害者の言葉には冷静に反応して受けながそう。場合によってはメモを取っておくとよい。
- ◆ 加害者からあいまいな言い方で仕事の指示を受けたら、あいまいなままにしないで指示の意味をはっきりさせておこう。
- ◆ 身近な人たちにも相談して、支えてもらおう。何よりそれが、自分の能力に自信を取り戻すよりどころになるだろう。

実はこのように会社が介入したがらない例は決して少なくない。

しかし、会社が介入しないということは、その会社はモラル・ハラスメントを暗に認めているということではないだろうか。いや、はっきり言おう。その会社はモラル・ハラスメントに加担しているのである。いわば、会社ぐるみでモラル・ハラスメントの加害者になっているのだ。ミュリエルの場合も、人事部から訴えを退けられ、結局はどこにも行き場がなくなって、キャリアを失った。これを会社ぐるみのモラル・ハラスメントと言わずして、いったい何と言うのであろうか？

もうひとつ、女性へのいわれなき偏見も、一部企業ではいまだに根強いようだが、これも一種のモラル・ハラスメントであろう。男女平等社会実現の推進者、ブリジット・グレジーはその著書の中でこう述べている。「企業というものは、女性一般を評して、『柔軟性がない、融通がきかない、とっさの判断ができない』などと言う。だが、いったいどこにそんな根拠があるのか」(14)。実際、経営学者のミシェル・フェラリーの調査によれば、「女性管理職が多いほどその会社は成功している」という結果が出たという(15)。

## ◈——男女共に気持ちよく働ける社会を目指して

だが、そうはいっても、フランスの社会学者ブルデューも述べているように、やはりわたしたちの社会には〈男性支配〉が染みついていることは否めない。「男性支配は深層心理にしっかりと根をおろしているため、私たちはもはやそれに気がつくこともない。あまりに当然のものなので、問題にすることさえ難しい」のである(16)。わたし自身もこの言葉の意味を日々痛感してきた。

## がんばり虫の出現――〈男性支配〉の中で

そういうわけで、最後になったが、わたし自身の話をしようと思う。わたしは精神科医の仕事をしながら、母親としてふたりの子どもを育ててきた。子どもに手のかかる時期には、ご多分に漏れず目の回るような日々を過ごしてきたものだ。今にして思えば、そこにあったのは「育児のせいで仕事がおろそかになっていると思われてはいけない」という気持ちだったのだろう。

まず、妊娠がわかった時からして大変だった。幸福感に包まれながらも、仕事のことを考えると、いつ上司に知らせたものかと悩ましい気持ちになったものだ。そして、いざ子どもが生まれれば、定時に帰るために昼休みも返上し、サンドイッチ片手にパソコンの前で奮闘することになった。

けれども、どんなにがんばっても周囲の目は厳しかった。わたしが定時の五時半に帰宅しようとすると、「へえ、今日は午後から半休を取ったんだ」などと、嫌味を放つ同僚もいた。夜に組まれたミーティングに参加できない時は、「そんなことじゃ、困るんだがね」と上司からちくりと言われたりもした。

そんな周囲の目をはね返そうと、わたしの中に出現したのが、がんばり虫だった。この虫の任務は、「育児も仕事も完璧にこなせているか?」と見張ることだ。がんばり虫が求める基準は実に厳しくて、「どこから見ても文句のつけようのない成果を出すこと」を要求した。当然のことながら、わたしはへとへとに疲れはてた。

やがて、子どもに手がかからなくなってからも、がんばり虫は消えなかった。今度は「女だからだめなんだ」などと言われないように、がんばり虫はわたしをがむしゃらに働かせたのだ。ところが、どれだけ成果をあげてみても、わたしはあまり評価されなかった。逆に、ほめ言葉とはほど遠いものがたくさん飛んできた。「きみは扱いにくい」「きみは物事に執着しすぎる」「きみには柔軟性がなさそうだ」などなど、山のように言われたものだ。成果をあげるために男性と同じようにがんばっても、結局は非難されてしまった。どうすればいいのか……。わたしはまたへとへとに疲れはてた。もしわたしが男性だったならば、ひょっとしたら「きみは細部にも手を抜かない」とか、「きみには情熱がある」と逆にほめ言葉を受けていたかもしれない、と思わなくもなかった。〈男性支配〉というものを肌で感じたものだった……。

## 変えていく勇気を持とう

しかし、嘆いているだけでは物事は動かない。問題を認識したら、あとはそれを動かしていくべく行動すればいいのだ。

現在、フランスはヨーロッパの中でも決して職場環境がよいわけではない。さまざまな研究によれば、心の健康を害する率も高いという。その主な原因はふたつあるとわたしは考える。ひとつは「社員が単なる歯車として扱われていること」、ふたつめは「昇進の基準がはっきりしていないこと」だ。今回、わたしは女性にしぼって話をしてきたが、もちろんこの職場環境の問題は女性に限ったものではない。

風通しの悪い職場に苦痛を感じている男性は、当然のことながら多数存在している。

男女共に働きやすい職場環境の実現――そのためには、新しい価値観が必要だろう。今こそわたしたちは〈男性支配〉を脱して、その新しい価値観をつくっていく時なのではないだろうか。わたしたちはひとりひとり、大きな力を内に秘めている。その力を集めて、安心して子育てのできる社会を、そして誰もが働きやすい環境をつくっていこうではないか。

最後に、疲れた時に再び力がわいてくるように、三つの言葉を添えて、この章の締めくくりとしたい。

●完璧を目指さないようにしよう。あなたはスーパーウーマン、もしくはスーパーマンではないのだから。自分のペースで歩いていけばいい。
●自分と仲よくなろう。あなたはまじめで正直な人なのだから。
●そして――疲れたら、ゆっくり休もう。

# 第11章 もう死は怖くない

ジルベール・ラグリュ

昨今〈死〉はタブーのような扱いを受けている。まるで誰もが〈死〉を恐れているかのように、人は〈死〉について語ろうとせず、時には考えることさえ拒む。この現状に、九十歳を迎え、今なお医療に献身する著者が真っ向から異を唱える。進化の歴史、宗教、哲学、科学から見た〈死〉の意味について、人生経験豊かな医師が抱く見解を聞いてみよう。

## ―私が経験した〈死〉

人はいつか必ず誰かの死に出会う。それがわかっていても、家族や友人の死には動転させられるものだ。父が急死した時、私は二十歳だった。たったひと晩で、今なら治療法がある高血圧がもとで死んでしまった。ショックだった。それでも、父は短い歳月で私にたくさんのことを教えてくれた。読書の喜びはもとより、スポーツに親しむきっかけを与えてくれたのも父であり、私たちは共にテニスやサイクリングを楽しんだものだ。父の教えを、そしてその若々しい姿を、私は今も忘れることなく鮮明に覚えている。

母の思い出はこれとは少し異なる。八十六歳で亡くなる数年前から認知症を患っていて、私が顔を見せるたびに必ずこう声をかけてきた。「いらっしゃい、どちらさま?」。私は若いころの母の姿も覚えているし、父に先立たれた母が苦労する姿も見てきた。母は私にとってかけがえのない素晴らしい人だった。それでも、思い出すのは決まってこの晩年の姿なのである。

医師だった叔父の死も忘れられない。いつも私のそばにいて、医学の道に進む手助けをしてくれた人だ。八十歳の時にがんが見つかって、その時にはすでに転移していた。私は叔父の希望どおり苦痛を取りのぞく治療を行ない、無駄な延命を避けた。できれば私の最期も叔父のようでありたいと願っている。叔父はあの年代のフランス人には珍しい無神論者であり、人生や死、医療について叔父と交わした言葉は、その後の私の考えに深い影響を与えた。

私が愛した人々は、土の中に消えてしまったわけではない。私の心や行動に、あるいは写真の中で、今なお生きつづけている。

## 患者の死

医師という職業柄、死とのかかわりは免れない。私は医学の道を歩みはじめてから、常に死を見つめてきた。

まず、研修医として過ごした一九五〇年から五五年にかけてのこと、当時はどの診療科でも死は身近なものだった。朝、出勤して大部屋に入れば、必ずどこかのベッドが白いシーツで幕のように覆われていた。それが、患者が亡くなったサインだった。夜勤になれば、患者の死亡を確認するために呼びだされることもしばしばだった。死は日常の出来事であり、それなのに死因がすぐにはわからず、次の日の検死でようやく解明されるのだった。私には今もなお忘れられない言葉がある。夜勤を担当しない主任医師が、朝、婦長に会うなりこう言っていたのだ。「危なそうな患者を教えてくれ、あいさつしてくるから」。その重篤な状態にある患者を診たあとで、主任医師はこうも言っていた。「あとでモルガーニ先生に死因を聞くようにしなければな」。モルガーニ先生は解剖学者で、検死のスペシャリストだったのだ。思うに、この冷淡とも思える言葉の裏には、原因も治療法もわからない病状に直面した医師の、絶望とやるせなさが隠されていたのだろう。

　だが、何よりも、小児科の研修医として過ごした日々ほど死とのかかわりが耐えがたかったことはなかった。中でも余命数週間という急性白血病にかかった子どもたちのことは、思い出すだけで辛くなる。その親たちの苦しみも、並たいていのものではなかった。私はいつも葛藤《かっとう》していた。親たちに、子どもの余命を包みかくさず告げるべきか、それとも最後まで希望を持たせるべきかと。そのいっぽうで、幼い患者たちの威厳に満ちた態度には胸を打たれた。子どもたちは死を恐れてはいなかった。あるいは、死というものをよく理解していなかっただけかもしれない。先日、私はエリック＝エマニュエル・シュミットの『神さまとお話しした12通の手紙』[17]を読み、主人公である白血病の少年の姿に、あのころのすべてを思い出した。私は結局、幼い子どもたちが死んでいくのを見ていられず、小児科医になるのを断念したのだ。

## 死を遅らせる——大いなる進歩

その後、私は腎臓病研究の道に進んだ。フランスではちょうどそのころが（一九五五年から六〇年）、この分野の研究における黎明期《れいめい》だった。当時の尿毒症は、すべての病気が行きつくところのいわば最終段階であり、数日から数週間で死にいたる病だった。患者は苦しみながら死んでいき、私たちにはその苦しみを和らげるすべしかなかったのである。だが、その後五十年間の進歩は、目を見張るものがあった。血液透析のおかげで多くの患者の命が救われ、腎臓移植の始まりで治療は完全なものとなった。

この五十年強で医療は激変した。ほとんどの医療分野において、死を遅らせることが可能となり、私たちの寿命は昔に比べて格段にのびた。それなのに、私たちは今も昔も変わることなく死を恐れている。いや、〈死への恐れ〉は、むしろ強くなっていると言えるかもしれない。病気は死に直結するものとしてますます忌みきらわれ、病気でないことを確かめたい一心で、高度な検査に執着する人があとを絶たない。そこまでして、私たちはなぜ死を恐れるのだろうか。そもそも、死というものを本当に理解しているのだろうか？

私は、死を恐れて苦しむよりは、死を受け入れて、今目の前にある〈生〉を謳歌《おうか》すべきだと思っている。そのためには、死を遠巻きに眺めるのでなく、死とじっくり向きあってみなければならない。そこで、私はこのあと、死というものをさまざまな側面から理解するために、歴史的、哲学的、宗教的に死がどんなふうに扱われてきたか、また科学的に死が何を意味するのかを、順を追って述べていこう。死がどういうものかを知った時、あなたは死に対してどんな思いを抱くだろうか。

## ◎――人類が初めて〈死〉を知った時

私たちが避けることのできない死。死を恐れる気持ちは、実は人間のみが持っているものだ。これは、人間が知性を発達させたために、他人の死を見て、自分もまた死すべき存在だと理解したからである。

ヒト科の出現以来、進化につれて脳の容量は増大した。アウストラロピテクスの脳が四百から五百立方センチメートルだったのに対し、ホモ・サピエンスの脳は千四百立方センチメートルにまで増えた。この容量の違いによって人間は理解したのだ――自分もほかの誰かのように冷たくなって、いつか人々の前から消えていかなければならない、と。このことは、すぐさま死への恐れと、突然の災難や危険に対する恐れを生み、やがて、死んだあとでも別の世界で新たに生きつづけたいという願いへとつながった。死への本能的な拒絶が起こったのである。

## ◎――宗教の誕生

結局、死後も生きたいというこの願いから、ある時〈死後の生〉という神話が誕生し、死者が暮らすあの世が生まれ、次いで、故人をあの世に送りだす埋葬の風習が始まった。すなわち、宗教が誕生したのである。その歴史は古く、すでに旧石器時代には埋葬が行なわれていたようだ。中東では、十万年以上前の遺跡から埋葬の痕跡が見つかり、死者はあの世で使う道具とともに葬られていた。ヨーロッパ全土でも、紀元前五万年から三万年ころのものとされる数多くの墓が発見されている。

この埋葬の究極の形といえるものが、エジプト文明が生んだ王家の墓群だろう。墓の内部につくられた通路は、故人の人生と生前の善行の数々を要約した鮮やかなフレスコ画で彩られ、柩《ひつぎ》が置かれる玄室《げんしつ》には、新しい人生で使われる品物がおさめられた。そして死者は、あの世での人生を保証されるために、ミイラとなってもとの姿を保ったのである。また古代エジプトでは、ファラオや王妃だけでなく、庶民もみな自分の墓を持っていた。

さて、この古代エジプトやギリシャでは多神教を主としていたが、やがて一神教のユダヤ教、キリスト教、イスラム教が〈肉体の復活と魂の不滅〉を掲げて誕生し、天国と地獄という思想を広げていった。東洋には西洋のような〈神〉がいない代わりに、紀元前六世紀から五世紀にかけて、孔子と釈迦《しゃか》というふたりの偉大な賢者が現われ、肉体は滅びるが、魂は次々と他の肉体に宿って永遠に生きつづけるという、転生という教えを

column 13

### ギルガメシュ伝説

『ギルガメシュ伝説』(18)は、死をテーマにした最も古い物語のひとつである。実在の人物、メソポタミア王ギルガメシュ（紀元前2600年前後）をモデルとし、粘土板の写本によって後世に伝えられた。ギルガメシュは、友人エンキドゥの死を目の当たりにして、自分も死ぬのだろうかと不安を抱き、永遠の命を手に入れる旅に出る。だが長い旅路のはてに、いつかは死ぬことを受け入れるのだ。この伝説が示すように、人は他人の死をとおして自分も死ぬ運命にあると気づき、恐れを抱く。そして、自分の一部である魂か心が、肉体が消えた後も存在しつづけると想像したがるのである。

残した。

## ◈――ギリシャの哲学者たちは〈死〉をどう考えたのか

こうして、宗教が生まれ、死者を弔う文化が円熟すると、いよいよ死についての哲学的議論が始まることになった。議論が活発化した古代ギリシャ・ローマ時代、哲学者たちは主に次のふたつの立場に分かれていた。

**●プラトン（紀元前四二七～紀元前三四七年）**

この時代のギリシャでは、大地の下にはいわゆる三途《さんず》の川の〈ステュクス〉に隔てられた地獄があり、空の上には神々の国があると考えられていた。こうした背景の中、プラトンは、人は肉体と霊魂のふたつから成り立つと主張し、死後肉体は消滅するが、霊魂は不滅であり、地獄へ落ちるか、天上の神の王国にたどりつくと考えた。死後の〈生〉を想定するといった意味で、この考えは宗教的といえよう。

**●エピクテートス、エピクロス、デモクリトス**

いっぽう、こちらの三人は、このころすでに死の謎を解く科学的事実を（中には現代の神経生物学が発見した事実さえも）予見していた。たとえばエピクロスはこんな言葉を残している。「宇宙の進化とは物質が変化することである。生命は宇宙における、この変化の全体的なサイクルに組みこまれている。生きている時に死は存在せず、死ねば生は存在しない」。また、デモクリトスは人間を原子と空虚（原子と原子の間の何もないすきま）だと定義した。つまり、死ねばすべてが消えうせて宇宙と同化するのである。こちらは、死後の世界を想定せず、人間を物質的にとらえているという点で、科学的である。

## ◈——科学では〈死〉をこう考える

さて、ここまで宗教と哲学の側面から死を見てきたが、最後は科学的見地から死を考えてみたい。実は、ここ最近得られた脳科学の知識により、私たちの死に対する考え方が変わろうとしている。死へのアプローチは、宗教的、哲学的な段階を経て、今や理性の時代へと入りはじめたのだ。ここ十年で出版された数々の書籍でも、科学的知識にもとづく死が論じられるようになった。これらをよりよく理解するためには、唯心論と唯物論というふたつの基礎的な哲学思想を知っておく必要があるが、ここでは詳細は省き、死と脳科学に関連する範囲でのみ説明する。

まず、唯心論は、この世のすべての根源が〈心〉にあるとする考え方である。つまり、〈心〉がそれを認識して初めて〈物〉が存在するということだ。逆に言えば、〈物〉は〈心〉があってこそ存在するため、唯心論における死では、肉体（＝物）が滅びても〈心〉のみが生きつづけるという考え方が可能になる。プラトンはこの思考を用いて肉体と精神を対比させ、一神教の信者たちも、同じくこの立場から、死後の生という神話とともに、魂の存在を教義として打ちたてた。

いっぽうの唯物論は、この世のすべての根源は〈物〉にあるとする考え方で、エピクロスやデモクリトスの主張がその発端だといわれている。唯物論では、〈心〉は〈物〉に付随する存在であり、ふたつは切りはなすことができないひとつの塊だととらえられている。そして、現代の脳科学は、この〈物〉

の正体を、脳の神経や細胞だと主張しているのである。

たとえば、ノーベル賞科学者のジェラルド・モーリス・エーデルマン⒆は、精神と魂が、神経細胞の働きによって生まれるものだと考えている。脳神経科学者のアントニオ・ダマシオも、『デカルトの誤り――情動、理性、人間の脳』のタイトルが示すとおり⒇、心と身体は別物だと考えるデカルトの〈心身二元論〉は誤りであると主張する。このように、最新の神経生物学の知識は、心も魂も、脳神経の活動の産物だと訴えている。つまり、人が死んで脳が機能を失った時には、心も魂もなくなって、あとには何も残らないというのである。

column 14

## ❖ 死と種の進化 ❖

はるか昔、知性の発達とともに意識されるようになった死。この死は、今や、種の進化の歴史において避けられない重大な生物学的現象と見なされている。これは、生物体を構成する細胞に注目してみればわかる。まず、私たちのような〈有性生殖〉を行なう〈多細胞生物〉は、次の2種類の細胞から成り立っていることから説明しよう。

◆ 生殖細胞

生殖に特化した細胞。進化生物学者のリチャード・ドーキンスが〈利己的な遺伝子〉[21]と呼ぶ不死の遺伝子を備える。生命と種の特性を次世代に伝えるのはこの遺伝子である。

◆ 体細胞

生殖細胞以外の細胞。体細胞の遺伝子は次世代に伝わらず、消滅する運命にある。

つまり、人間が〈有性生殖〉を行なう〈多細胞生物〉である以上、私たちは死ぬことが運命づけられているのだ。生殖細胞が次世代に伝わった後、「種の存続」という役目を終えた個々人は、体細胞とともに一代限りで死滅するのである（ちなみに、無性生殖（＝分裂）を行なう単細胞生物は、理論的には不死の生物といえるだろう）。

## ◈——宗教による救い

こうして、科学がさまざまな証拠を提示してくると、死後の生を信じるかどうかは、もはや個人の問題であるといえるのだろう。そして、これと密接なかかわりがあるのが、次にあげる、神をめぐる三つの立場である。

●〈神を信じる〉という立場。特定の宗教を持つ信者、特定の宗教を持つかどうかは別として神の存在を信じる有神論者、神の存在は信じるが人格化を認めない理神論者。

●〈神がいるのかいないのかわからない〉という立場の不可知論者。

●〈神は存在しない〉という立場の無神論者。

雑誌『ル・モンド・デ・ルリジョン』の調査

column 15

### ❖ 超常現象は信じるな ❖

人類は自らの死を真に意識した唯一の動物である。はるか昔、人は他人の死を見て、自分も死ぬ運命にあることを悟った。そして、自分の身を守るために、死はもちろんのこと、病気、雷、火事など、自分を取りまく奇妙な現象の理由が知りたくなった。それが魔術信仰を呼びよせるきっかけとなり、死への恐怖は結果的に、神話とあの世だけでなく、悪魔や魔力も生んでしまったのだ。

この魔術的な思考は、長い年月を経て、私たちの文明にまで引きつがれた。占星術師、祈祷《きとう》師、はては怪しげな力を使うというヒーラーまでが、科学の時代といわれる現代まで、廃れずに残っているのである。

だが、超常現象などというものはあり得ない。たとえば、臨死体験。仮死状態におちいったあと、上から自分の身体を見おろすといった現象は、俗に〈幽体離脱〉と呼ばれて、「魂の存在」や「死後の世界」の例証として用いられているが、科学的には、脳の特定の領域を局地的に刺激することでこうした感覚が再現されることが、実験によって証明されているのである[22]。

によると(23)、「死後の世界を信じるか」という問いに、〈神を信じる〉人の三分の二と、〈神がいるのかいないのかわからない〉人の五分の一が信じると答え、〈神は存在しない〉という立場の中にも、まれに信じる人がいるのだという。三つの立場が正しいか正しくないかを証明することは難しいが、それでも、神を信じること、あるいは死後の生を信じることで、人々が死への恐れを乗りこえ、充実した人生を送ることができるならば、宗教もまた、死を受け入れるためのひとつの方法だといえよう。

## ◈――科学と哲学による救い

だが、宗教だけが死の恐怖を克服する手段ではない。私は科学と哲学を尊重する姿勢こそが、死を受け入れるのみならず、生きる喜びにつながるものだと考える。

たとえば、宇宙と自分の関係を見直してみるのはどうだろう。宇宙と地球をひと続きの世界ととらえ、その全体の中に自分を置いてみるのだ。これについては、天体物理学者ユベール・リーヴズの著書(24)をぜひとも読んでいただきたい。

### 宇宙、この無限に大きいもの

天体物理学の世界では、あらゆるものがけたはずれだ。そういったけたはずれの規模で考えると、人間の存在のなんとちっぽけなことか。

地球に生命が誕生したのが、今から約三十五億年前といわれているが、その生命も、宇宙の中で成長を続ける〈物質の組織化〉のある一段階にすぎない。長い歴史の中では、ホモ・サピエンスの出現は極めて最近の出来事だ。確認できるその最古の骨は十五万年から二十万年前のもので、生活の痕跡を追えるのがせいぜい三万五千年前。進化は初めのうちはゆっくりで、最初の文明が生まれた紀元前三千年から四千年ごろに、文字の発達とともに急に速まり、ギリシャが円熟の時代を迎えた紀元前二、三世紀ごろからは、知識が爆発的な広がりを見せた。

私たちはみな、この長い進化の過程においては、ほんのわずかな瞬間しか存在しない。人の一生がどれほどの時間になるかを客観的に見た有名なたとえがあるではないか？　地球誕生以来の四十六億年を一日に換算するなら、ホモ・サピエンスが登場するのはようやく十二月三十

column 16

### 文学に見る〈死〉を受け入れるヒント

ディケンズの『クリスマス・キャロル』(25)の主人公スクルージは、冷酷で人間嫌いの守銭奴だが、夢の中で自分の孤独な死を見たことで、これまでの生き方を反省し、思いやり深い人間に生まれかわる。その結果、生きることに喜びを感じるようになるのだ。

人は、たとえば大事故にあって危うく死を免れたような時、自分にとって一番大切なことが何かに気づいて、それまでの行動を改める。だが、本当は今この瞬間から、充実した人生を送る努力を始めるべきなのだ。そうすれば、いつ死んでも悔いはないと思えるようになり、死を受け入れられるようになるのではないか。

トルストイの『イワン・イリイチの死』(26)には、出世第一でまともな人間関係を築いてこなかったイリイチが、不治の病に侵され、死の間際に自分の人生は間違っていたのではないかと考えはじめて苦しむ姿が描かれている。

今あなたが目標とさだめ、実現しようとしていることは、本当に価値あることだろうか？　あなたはその目標のおかげで生きる喜びを感じ、悔いなく人生を終えることができるだろうか？

一日の二十三時五十九分のことであり、人の一生はほんの一秒にさえはるかに及ばないのである。こうした宇宙規模の尺度で考えた時、個人の死にいったいどれほどの意味があるのだろう。エピクロスらが言うように、死ねば宇宙と同化するのであれば、私たちはむしろ、救われると考えるべきではないか。

## ◈――すべてを振りかえって

さて、いかがだっただろう。歴史、宗教、哲学、科学、こうしたさまざまな側面から死を見つめることで、多少なりとも死の感じ方が変わっただろうか。たとえば、宇宙を前にした時のちっぽけな自分に気づき、死を受け入れることを考えはじめただろうか。あるいは、死後、心と身体のすべてが消滅することを知って、死が余計に恐ろしくなっただろうか。

もしも、あなたがまだ死の恐怖におびえているなら、私はあなたに、いっそのこと恐れることをやめてみてはどうかと提案しよう。あのモンテーニュもこう言っているのだ。「苦しむことを恐れる人間は、恐れることですでに苦しんでいる」。私たちは、自分が永遠の存在でないと知りつつも、そうであるふりをして生きていくことができるはずだ。その上で、いつか死を受け入れられるように、やるべきことを行なえばいい。

私たちがやるべきこと、それは〈生を謳歌する〉ことだ。あなたもきっと気づいていることだろう。いかなる障害を抱え、いかなる病気に苦しんでいようとも、今この瞬間に生きているという事実が、どれほどありがたいことかを。よって、重要なのは、今この瞬間をどう生きるかに尽きる。いつ死んでも後悔しないように充実した生を送る――この世に生まれた私たちが果たすべき課題は、実はこれひとつなのだと思う。

人はどうあがいても死を避けることはできない。なぜなら、死は生命の進化の一部だからである。ゆえに私は、自然の法則を心穏やかに受け入れる。私は死後の生も信じない。なぜなら、そんなものがないことを、最新の脳科学が教えてくれたからだ。

それでも、私が死んだあとに、誰かが私のことを忘れずにいてくれるなら、私は多少なりとも長生きすることができるだろう。日々の暮らしの中で、他人を敬い、その幸せを願い、苦しんでいる人を助けることができたなら、それもまた不可能ではないはずだ。

さて、残るは私自身の最期だが……。葬式はやりたくないし、最後にもう一度だけ人の役に立ちたいという気持ちもあるので、すでに献体の手続きはすませてある。だから、私の大切な人々は、好きなように私を思い出してくれればいい。理想はぽっくり逝《い》くことだが、それができないならば、不本意な結末を迎えずにすむよう、あらゆる準備をしておくつもりだ。

進化の歴史をたどっていけば、生命の出現は偶然であると同時に必然でもあった。今いる私たちはその恩恵に浴しているにすぎない。それならばいっそ、この世に生まれたことを大いに楽しみ、軽やかに去っていくとしよう。

願わくは、このアラゴンの詩の一節のように……。

　いつものように夜明けが訪れ、恋するふたりが身を震わせる

ふたりにとっては初めての夜明けだ
翌日はまた別の夜明けが別のふたりに
そんな夜明けが繰り返される

水も、風も、光も変わらずそこにあって
人々だけが世界を通りぬける

空はこんなに穏やかなのに
人はなぜ死を恐れるのだろう
この素晴らしい空があれば十分なのに

心に浮かぶは「ありがとう」の言葉だけ
そしてひと言、感謝を込めて、「いい人生だった」と

ルイ・アラゴン(27)

# 第12章

# 過去と向きあい、今を生きる

ジャン＝ルイ・モネステ

過去の出来事というものは、今ある私たちを形づくっている。そこには悲しい思い出や悔やみたくなるような過去もあるだろう。そんな過去がふっと思い出された時は、消してしまいたくもなるものだ。しかし、それも自分の一部だと著者は言う。受け入れることで、前へ進む力もわいてくると……。

## ――思い出は自分の一部

人はさまざまな思い出を抱えて生きている。今ある自分は、そういった思い出によってつくられてきたものだ。いわば、どんな思い出も自分の一部なのである。もちろん、楽しい思い出や幸せな思い出ばかりではないだろう。中には悲しいものや恥ずかしいもの、悔しいものもあるはずだ。

そして、私たちは不意にわきあがってくる思い出に、いたたまれなくなったりもする。

## 九月の郷愁

私の場合、それはいつも新学期の始まる九月にやってくる。新学期の光景を目にすると、自分の子どものころや学生時代を思い出し、妙にもの悲しくなってしまうのだ。そこにあるのは、「あのころは二度と戻ってこない」という郷愁だとわかっている。だが、わかってはいても毎年、同じ道をたどってしまう。

たとえば、それはこんなふうに始まる。うっすらともやのかかる朝。少し前から日は短くなり、太陽はもはや真夏ほど高くは昇らなくなっている。ニュース番組は新学期の始まりを伝え、私は「ああ、もう九月か」と思う。外に出れば、ひととき静かだったバス停に再び学生たちがあふれだし、喧噪《けんそう》が戻っている。真新しい鞄を手に、未知の冒険へと繰りだしていく若者たち……。いっぽうで、私のほうはいつもの職場に向かうだけだ。手にしているのは、十五年間使いつづけている古ぼけた鞄である。

そして、そんな朝を過ごしたあとには、懐かしい思い出が堰《せき》を切ったようによみがえってくる。小学生のころの友だち。みんなで運動場の菩提樹《ぼだいじゅ》のそばで、ビー玉遊びをしていたあのころ……。鮮やかなイメージが、あとからあとからとめどなくわいてくる。そのままふと万年筆に目を留めれば、今度は高校生だったころの楽しかった日々が目の前に広がり、つかの間、私は幸せな気持ちに包まれる。けれども、次の瞬間なんともやるせない気持ちが押しよせてくる。「あの素晴らしい日々はもう二度と戻ってこないのだ」と……。

九月になると、こんなふうに私は昔を思い出して決まってもの悲しくなってしまう。郷愁に浸っているとしか思えなかったりと笑われればそれまでだ。しかし、幸せすぎた日々というのも、時に人を悲しくさせるものではないだろうか。

## 思い出が刻まれるわけ

それにしても、なぜ私は子どものころのことをはっきりと覚えているのだろう？　それは、きっとその時の出来事が、当時抱いた感情とともに、強く印象に残っているせいだ。子どものころにほめられて嬉しかったことや、恋をして相手のことだけを見つめている時のことは、誰でも比較的よく覚えているものなのである。

もちろん、これは嬉しい時や楽しい時に限った話ではない。悲しいことや辛いことがあったりした時にも、私たちはその出来事をよく覚えている。すなわち、嬉しくても悲しくても、感情に大きく訴えるような出来事を経験した時、私たちはその時の感情とともに、その出来事を思い出として残しているのである。

## 思いどおりに忘れることはできない

ところで、あまり思い出したくないことが不意に頭に浮かんでくると、つい頭の中から追いだしたくならないだろうか。面接でうまく答えられなくて気まずい思いをした。高級レストランで料理をひっくりかえして恋人に振られてしまった……。誰にでも、忘れてしまいたいそんな過去のひとつやふたつはあるだろう。しかし、当然のことながら、そういった思い出をなかったことにすることはできない。いっそ忘れてしまいたいと思ったところで、そう簡単に忘れることはできないものだ。さっきも書いたように、その出来事はその時に抱いた感情とともに深く心に刻みこまれているからである。

また、その出来事を思い出させる〈きっかけ〉の存在もある。実は、ある出来事を思い出として残す時、私たちの脳はその出来事だけでなく、そのまわりのことも一緒に覚えている。「近くにどういうものがあったのか」「周囲はどういう状況だったのか」など、小さなことも同時に刻まれるのだ。それがその出来事を思い出す〈きっかけ〉として、後になって私たちに働きかけてくる。たとえば、ワイングラスを見るとレストランでの失敗が思い出されるという具合だ。ほかにも、昔の流行歌を耳にしたり、何かの香りをかいだりした時、それをきっかけに思いがけず昔の光景がよみがえることもあるだろう。自分にとっ

column 17

## 文学に見る〈きっかけ〉

「あるきっかけから何かを思い出す」と言えば、文学では、フランスの作家マルセル・プルーストの『失われた時を求めて』に有名な場面がある。紅茶に浸したマドレーヌの味をきっかけに、突然、主人公の目の前に幼年時代を過ごした場所がありありとよみがえるというものだ。

実は、私にもこれと似かよった経験がある。私の場合は、マドレーヌの味ではなく、革製のペンケースやフェルトペンの匂いなのだが……。ふとした時にその匂いを感じると、それがきっかけとなって子ども時代が思い出され、不覚にも目頭が熱くなってしまうのである。

て印象の強かった出来事ほど、こういった〈きっかけ〉も深く刻まれるものだ。そのため、それが何かの拍子に思い出を呼びおこし、その思い出は補強されていくのである。

しかし、思い出して嬉しくなるようなものならともかく、思い出すたびに後悔したり恥ずかしくなったりするような過去と向きあうのは、あまり心躍るものではない。だから、私たちは無意識のうちにできるだけそれを避けようとしがちである。たとえば、ある種の人たちは、いつでもひたすら前だけを見て進んでいこうとすることで、過去を振りかえらないようにする。こういった人たちは、常にやるべきことを山ほどつくりだし、仕事に追われる状態をつくって、自分のしてきたことを見ないようにする。いわば未来を隠れみのにして、過去から逃げているのだ。

ただし、そのいっぽうで、過去ばかりを大切にしすぎている人たちもいる。どれだけお金を積まれようと、かたくなに古い鞄を手放さないような人たちだ（どちらかというと、私もそのひとりだが）。このタイプの人は自分がどれほど過去にとらわれているのかに気づいていない。古い鞄に詰めこんだ思い出とともに、そこにじっととどまっているようなものだ。

要するに、過去をまったく振りかえらないのも、過去に執着しすぎるのも、あまりお勧めはできないということだ。というのも、今の自分というのは、過去の数々の出来事によってつくられたものであり、同時に、未来の自分というのは、今の自分が行動することによってつくられるものだからだ。過去と現在と未来は地続きになって、あなたという人間をつくっているのである。

では次に、「過去の出来事が今の自分をつくっている」ということについて少々述べてみたい。

## 過去の出来事が自分をつくる

たとえば、誰かからひどく叱責《しっせき》されたり、あるいは反対に、誰かに嫌な言葉を投げつけてしまったりすることがあるだろう。そんな時、私たちは「ああ、もう忘れてしまいたい」と思いがちだ。だが、少し見方を変えて、こう考えてみてほしい。「その出来事はすでにもう自分の行動の仕方や物の見方に影響している。つまり、これも自分をつくっているもののひとつなのだ」と。嫌な思い出を忘れたところで、今の自分は変わらない。これまで経験してきた数々の出来事によって、私たちはどんどん新しい自分に変わりつづけているのだ。

少々ＳＦめいた話になるが、私は「過去をほんの少しいじっただけで、未来はまったくの別物になってしまうんですよ」という話を相談者

column 18

### ❖ 究極の選択？ ❖

たとえば、こんなことがあったとしよう。外国人も参加するため、ある会議が英語で進められていた。あなたは発言を求められたが、しどろもどろに単語を発するばかりで意味のあることがひとつも言えない。結局、発言は途中で遮られ、上司からは「きみは全然英語ができないんだな」と呆れられてしまった……。

そんな時に、「その思い出を完全に消してあげますよ」とささやかれたら、あなたはどうするだろう？　ただし、これにはひとつ条件がある。もし消すなら、「会議のあとの思い出もすべて一緒に消す」というものだ。というのも、この出来事がその後のあなたに与えた影響をできるだけ取りのぞくためである。つまり、この場合、会議のあと外出して木々の緑に心癒やされたことも、同僚がコーヒーを差し出しながら「きみは仕事ができるんだから、いいじゃないか」と励ましてくれたことも消えてしまう。

いっぽうで消さない場合は、よかったことはもちろん残るが、嫌なことも頭の中にずっと残るままだ。

さて、あなたならどうするだろう？

にすることがある。たとえば、「寝坊さえしなければ、遅刻もしなかったし、上司にあれほどしかられることもなかった」と悔やんでいるとしよう。この場合、「寝坊をしないでいつもどおりに起きてさえいれば、そのほかはいつもどおりうまくいったに違いない」と考えていることになる。だが、現実にはそれはどうだったかわからないのだ。いつもどおりに出かけていたら、もしかしたら暴走してきた車にはねられていたかもしれない。あるいは、上司は何か別の事柄で、やっぱりあなたをしかっていたかもしれない。

つまり、「もし、あの時ああしていれば」と思う時、人は「望まなかった出来事だけが避けられたはず」と考えがちだが、実際にはそうではないということだ。過去の要素がひとつ変わるだけで、未来は別の方向へと進路を変えていく。それがどんな方向に転んでいたかは、誰にもわからないのである。

もし「あなたの思い出を消しましょう」と言われれば、私たちはとっさに嫌だと感じるだろう（コラム18参照）。それは、「過去の一部が消えてなくなることは、今の自分の一部を失うことである」と直感的にわかっているからだ。何も楽しいことや嬉しいことばかりではない。傷ついたり、悲しんだり、悔しい思いをしてきたおかげで、今の自分はつくられているのである。どれも大切な自分の一部なのだ。

## 追いはらおうとせずに

だから、嫌な思い出が浮かんできても、すぐに追いはらおうとしないで、少しの間それに向きあってみよう。

私の場合は、昔のものでも最近のものでも、あまり思い出したくない出来事ばかりが浮かんでくる時は、思い出からの合図だと思うことにしている。つまり、一度立ちどまって、きちんと向きあう時が来たと考えるのだ。そして、その出来事を隅々まで見わたすことで、少しずつそれを受け入れていく。言いかえれば、自分の中にその出来事の居場所をつくってやるということだ。

そうやって、ひとたび過去と向きあったあとは、気持ちが穏やかになったのが感じられる。前に進む勇気が出てきて、また新しい思い出をつくっていこうと思うのである。

## ――過去を受け入れよう

ここまで何度も述べてきたが、過去にとらわれないためのコツは「それも自分の一部と思って受け入れること」だ。無理に忘れようとするのはよくない。そし

column 19

### 時とともに受け入れる

親しい人を亡くすというのは非常に辛い出来事だ。悲しみに耐えられなくて、しばらくはその人との思い出の場所を避けたり、闘病生活を思い出してしまうような番組がテレビから流れたらチャンネルを変えたりすることもあるだろう。その悲しみは決して癒えることはない。けれど、それでも時間とともに少しずつ、その人を懐かしむことができるようになるはずだ。それはつまり、自分の中で「親しい人の死を受け入れる」ことができるということでもある。

いっぽうで「受け入れる」ことができないままだと、ずっと何かを避けつづけてしまうことになる。気がつけば、普段の生活が「何が何でもその人の死を思い出さないようにすること」を中心に回っているかもしれない。この場合は、思い出さないことばかりに気力を使うことで、未来に向けて生きようという力が残らなくなることにもなりかねない。

て、受け入れたあとは「新しい思い出をつくること」、これが何より大切である。

## ちょっと苦手な人

たとえば、職場にちょっと苦手な人がいることを想像してほしい。その人を追い出すことは、もちろん無理である。あなたはいつもその人と顔をあわせなくてはならない。そんな時、あなたはどうするだろうか？

それでもなんとしても顔をあわさないように、その人が顔をあげている間はずっと机を見てうつむくことにするだろうか。しかし、そんなことをしていたら、その人の動きにばかり神経を使って、仕事をする時間がなくなってしまう。ひどい時には、就業時間の間じゅう、目を伏せて机を見ている羽目になるかもしれない。あるいは、「どうしてあの人がこの部署にいるんだ……」と考えつづけてしまうかもしれない。けれども、考えてみたところで何の解決にもならないだろう。こんな時一番いいのは、その人がそこにいるのを受け入れることだ。軽くあいさつをしたり、当たりさわりのない天気の話でもしたあとは、また仕事に打ちこめばいいのだ。

実は、嫌な思い出というのも、この「ちょっと苦手な人」のようなものである。嫌な思い出にとらわれていると、それを追いだそうとして気力を費やすことになりかねないし、がむしゃらに避けようとしていると、普段の生活がつまらなくなったりしてしまう。ある出来事を後悔しつづけていることで、先に進めなくなってしまうこともある。

だからこそ、まずは「受け入れる」ことが大切なのだ。どんなにがんばってみても、過去を変えることはできない。それよりも、新しい未来のほうに一歩踏みだしてみてはどうだろう。

## 今を生きる

そう、今のあなたは過去の出来事からつくられている。そして、未来のあなたをつくるのは、これから起こる出来事だ。新しい思い出を増やしていくことで、人生をより豊かに彩ることができるのである。私たちにとって糧になるものというのは、必ずしも好ましいものばかりとは限らない。たとえ嫌な思い出でも、今の私たちに影響を与えているなら、どれもすべて糧になっている。今の自分はそんな過去の経験からつくられているものだ。そう思えば、過去にとらわれることなく、未来へと歩いていけるだろう。一日一日を大切に過ごして、新しい経験を重ねていけば、それは新しいあなたとなっていく。過去の自分を受け入れて、今を生きていこうではないか。

「どうして、あのころはあれほど幸せだったことに気がつかなかったのだろう」。子どものころのことを思い出すたびに、私はそう思う。それから、少々心もとない気持ちで自分に問いかける。「ひょっとして今、私はあのころと同じくらい幸せなのではないだろうか？　ただそれに気づいていないだけではないだろうか？」と。

幸せとは、今、この瞬間につかまえるものなのかもしれない。

きっと、そろそろ古い鞄を手放して、新しい鞄に買いかえる潮時なのだろう……。

# 第3部

# 心と心が触れあう時

人はひとりでは生きていけない。自分を上手に主張する。ありのままの自分を見てもらう。相手を理解する。相手に共感する。子どもへの対し方からパートナーとの向きあい方、はてはペットとのかかわり方まで、世の中は他者との関係に満ちている。精神科医はそういった問題の専門家だが、その精神科医も他者との関係に悩むことがある。そこから生まれたアドバイスを聞いてみよう。

# 第13章
# ありのままの自分をさらけ出す

ブリュノ・コエルツ

《人間というものは、ひとりひとり違う顔をしているが、内に秘めたものを見ると、みなよく似ているものだ》

ポール・ヴァレリー

誰にも欠点があり、そして、誰もが欠点を隠したがるものだ。だから不要な言い訳をして、かえって余計なストレスを生むことになる。逆の発想をしてみよう。欠点を認め、ありのままの自分をさらけ出したらどうだろう。そのほうがずっと楽に生きられる。それが〈自己開示〉という方法だ。

## ――欠点を受け入れよう

精神科医である私にも、さまざまな欠点がある。つづり字《スペリング》は苦手だし、赤面はするし、数えあげたらきりがない。だが、精神科医としての経験を積み、学んだことで、今ではそれにうまく対処できるようになっている。ポイントは欠点を受け入れること、そして完璧を目指さないことだ。まず、そのことについて私の経験をまじえながらお話ししよう。

## つづり字は得意ではない

私は写真が趣味で、撮った写真をクリニックの待合室に置いたデジタルフォトフレームで表示するようにしている。どの写真にも愛着があるので、人に見てもらえるのは嬉しいものだ。特に相談者のみなさんに見てもらうことは、お互いの距離を縮め、セラピーにもよい効果を及ぼすのではないかと思っている。ある時、私はここに自分の好きな言葉や詩を入れてみたらどうだろうかと思いつき、写真と写真の間に格言や詩の引用が映しだされるように、データを編集してみた。相談者が自分を振りかえるきっかけになったり、私と感情を分かちあう助けになればいいと思ったからである。結果は思ったとおりの嬉しいものになった。写真や文章についての意見やコメントをよくもらうようになったのだ。メモ帳に書きうつす人もいるし、「次のセラピーまでにあの格言について考えてきたいと思います」と言ってくれる人もいる。だがいっぽうで、こんなコメントをもらうことも多い。

「あの写真は素敵ですし、詩の引用は素晴らしいと思います。でも、お気づきになっていないかもしれませんが、いくつかつづり字の間違いがありますね」

この言葉に対して、何年か前の私なら、こんな言い訳をしただろう。「編集する時、少し急いでいたんです。それで、読みなおす時間がなかったんですよ」

だが、こんなことを言ったら、私が常日ごろ相談者に勧めていることと矛盾することになる。ほめられたら素直に感謝する、建設的な意見を受け入れる、無駄な正当化はしない、間違いを恥だと思わず認める……。いつもそうアドバイスしているのに、それとはまったく逆のことをすることになってしまう。

現在の私ならそんなことはしない。では、いったいどうしているか？　それを具体的にお話ししていこう。

## 言い訳はいらない

相談者たちの言葉は、たいていほめ言葉で始まる。だから、まずは感謝しよう。たとえばこんなふうに、ほめられて嬉しいということを素直に伝えるべきだ。「ありがとうございます、嬉しいです。あれをつくるには時間もかかりましたし、みなさんにどう受けとめられるのかと、少し心配だったんです」

それからつづり字のことについて、きちんと反応しなければならない。ここで、自分の欠点をありのままに認める必要がある。「間違いを教えてくださって、ありがとうございます。つづり字はどうも苦手で……。読み返しても、いつも見逃してしまうんです」

こうして素直に認めると同時に、私はこれを完璧主義について考えてもらうよい機会として利用している。というのも、完璧主義は、セラピーにおいてしばしば話題となることだからだ。「誰にでも欠点はあるものですが、私の場合はそれがつづり字なんです。でも、ひとつも間違いなく、完璧にやろうとするのは大変ですから、それは諦めています。完璧を目指すのをやめてからは、気が楽になったし、余計な苦労をしなくてすむようになりました」

実際、つづり字には本当に手を焼かされている。私のまわりにも同じような悩みを抱える人がいて、休暇先から絵はがきを書く程度でも大変だとよくこぼしている。こういう人たちにとっては、字を書くこと自体が、苦痛を伴う作業なのだ。私も今でこそ間違いを気にしなくなったが、以前は、誰かに間違いを指摘されるのではないかと思って、会議でメモさえ取れなかったほどだ。だが、間違いがあってもいいではないか。完璧など目指す必要はないのだ。そのことをわかってもらうため、私は相談者に自分の書いたカルテを見せ、つづり字の間違いを探してもらうこともある。間違いのあまりの多さにたいていの人は驚くが、幸い、欠点を他人に見せてもいいのだということは、これで納得してもらえることが多い。

## 精神科医も赤面する

私はよく赤面する。相談者の中には、自分が赤面することをひどく気にしている患者も少なからずいて、そういう人たちには、私が赤面することが信じられないようだ。「問題解決の手助けをするはずの精神科医が、自分自身の問題に対処できないなどということがあっていいのか」と思うのである。そう聞かれることもある。そんな時、私は「対処できていますよ」と答えている。赤面を防ぐことはできないが、それを自分の一部として受け入れているからだ。受け入れるというのは、赤面しないようにすることよりも、ずっと容易なことなのだ（赤面しないようにしようとすると、さらに顔が赤くなり、事態を悪化させることになる)。

赤面するからといって、それは、自分に非があるとか、自分が劣った人間であるということを示すものではない。ましてや同情されなければならないようなことでもない。なぜなら、赤面は人間ならば誰でもすることだからだ。そのことを理解して、物の見方を変えてもらえるといいと思う。だが、それだけでは十分ではない。赤面するという自分の弱点をさらしてしまったことで、一時的に気まずい思いをすることにはなるが、その気まずさにも徐々に慣れていくことが必要なのだ。

## 完璧を目指すから不安になる

少し前のこと、私は学会で〈認知行動療法〉についてのプレゼンテーションを求められた。自分の打ちこんでいるテーマに関心を持ってもらえるという期待と喜びで、私は胸を躍らせた。だが、与えられた時間が一時間しかないことに気づいたとたん、喜びは一瞬にして消え去った。「膨大なテーマをたった一時間でまとめなければならない」。私はそう思いこみ、焦りはじめた。無理だ。できるわけがない……。私は激しい不安と緊張にとらわれた。いっぽう、そんなネガティブな感情とともに、「完璧にやり遂げなければいけない。それもやすやすとやってのけたと思われたい」という気持ちも生まれ、それがまた焦りを募らせた。言ってみれば、完璧主義にとらわれ、身動きできなくなってしまったのである。

だが、弱点をいっさい見せないなどということは、できるものではない。私はそのことを思い出し、われに返った。そして心を落ち着かせ、自分がどんなふうに考えたせいでどんな気持ちになり、これほど動揺することになったのかを検討することにした。自分を相手に、いわゆる〈認知再構成法〉を行なったのである。すると、混乱の第一歩が「膨大なテーマについて一時間ですべて話すなんて無理だ」と考えたせいであることがすぐにわかった。その考えがマイナスの思考を生みだし、緊張を高めたのだ。私はここから生まれた思考のひとつひとつを順序立てて再検討し、違う考え方をするようにした。「そもそも、〈認知行動療法〉についてすべてを話せなどと言われてはいないではないか。それに、すべてを話せなくても何らかのメッセージを伝えることはできる」。その上で自分自身と対話することにより、私は現実的で状況に適した、新しい考えを再構成することができた。こうして、前向きな気持ちを持てるようになったのである。

さて、問題は解決したが、これで終わるのはもったいない。私はそう思った。というのも、この時、自分を相手に行なった〈認知再構成法〉は、〈認知行動療法〉の説明にうってつけの材料だったからだ。「そうだ。学会でプレゼンテーションしようとするだけで動揺してしまう、ぱっとしない医師として、正直に話をしよう」。私は自分の緊張や不安について話し、どうやってそれを克服したかを説明することにした。このプロセスこそがまさに〈認知行動療法〉なのだ。

ここに示すふたつの表は、この時、私が自分に対して〈認知再構成法〉を行なうために用いたもので、学会のプレゼンテーションでも使ったものである。それぞれの〈気持ち〉の横にパーセンテージで示された数字は、その〈気持ち〉の強さを示している。

ひとつめの表は、私が焦りや不安でパニックになっていた時の状態だ。右端の〈自動思考〉というのは、最初に自然に頭に浮かんだ考えだ。それによって私は混乱し、不安やストレスを感じたのだ。その横にある数字（パーセンテージ）は、当初、この状況でそう考えることがどの程度妥当か、妥当だと感じたレベルを示している（考え自体が妥当かどうかではなく、この状況でそう考えることが妥当かどうかである）。

ふたつめの表は、〈認知再構成法〉を行なって、その〈自動思考〉がただの思いこみなのではないかということを再検討して認知のゆがみを矯正し、違う考え方――〈代替思考〉をした結果、私の考えがどうなったかを示したものである。横にある数字（パーセンテージ）は、認知のゆがみを矯正した結果、この状況でそう考えることがどの程度妥当か、妥当だと感じたレベルを示している。

この表を使って話をした結果、参加者たちからは実体験にもとづくリアルでわかりやすい発表だと言ってもらえた。精神科医である自分もこのように動揺するという事実をさらすことにはなったが、私は非常に満足している。

## ――〈自己開示〉ということ

今まで、ありのままの姿をさらけ出そうとお話ししてきたが、こ

### 表1

| 状況 | 気持ち（上限を100%とした時の気持ちのレベル） | 自動思考（この状況で、そう考えることがどの程度妥当か、上限を100%とした時の評価） |
|---|---|---|
| 〈認知行動療法〉についてのプレゼンテーションについて考え、与えられた時間が1時間だけであることに気づく。 | ●緊張（60%）<br>●不安（50%）<br>●落ちこみ（30%）<br>●ストレス（80%） | ●〈認知行動療法〉についてすべてを話すことなどできないだろう（100%）<br>●そんなことは、自分にできることではない（70%）<br>●1時間では十分でない（100%）<br>●1時間では何も話せない（90%）<br>●表面的な話しかできない（80%） |

の〈自分のありのままの姿をさらけ出すこと〉を〈自己開示〉という。〈自己開示〉をするのは簡単とは言えないが、実際には〈自己開示〉自体は単純なことである。

単純、と言うのには理由がある。やり方がわかれば自然にできるし、実際の行為そのものは複雑ではないからである。しかし、容易とは言えない。どんな人でも、自分の欠点は隠したいと思うものだし、程度の差こそあれ、今までずっとそうしてきたはずだ。それを急にやめろと言われても、警戒心は働くし、難しいと思うのは当然のことだ。だから、〈自己開示〉には、最初のうちはかなりの努力が必要だし、継続的なトレーニングが重要となってくる。

### 表2

| 代替思考 | 気持ちの再評価<br>(上限を100%とした時の気持ちのレベル) | 自動思考の再評価<br>(この状況で、そう考えることがどの程度妥当か、上限を100%とした時の評価) |
|---|---|---|
| ●誰がすべてを話せと言ったか？→誰も言ってない。<br>●参加者が1時間ですべてを吸収したいと思っている→吸収できると本当に思うのか？<br>●1時間ですべての情報やすべての手法について話すのは、もちろん無理だ。だが、何らかのメッセージを伝えることはできる。<br>●〈認知行動療法〉について1時間で完璧にまとめあげるよりも、心に届くメッセージをきちんと伝えたほうがいい。自分が相談者に対して行なっているセラピーの具体的な話ができるなら、そちらのほうがいいだろう。<br>●いくつかの質問に答え、関心を引くことができれば、テーマを深く掘りさげるセッションの時間として成立する。<br>●10分くらいの超過なら問題ない。 | ●緊張 (10%)<br>●不安 (0%)<br>●落ちこみ (0%)<br>●ストレス (20%) | ●〈認知行動療法〉についてすべてを話すことなどできないだろう (0%)<br>●そんなことは、自分にできることではない(0%)<br>●1時間では十分ではない (30%)<br>●1時間では何も話せない (0%)<br>●表面的な話しかできない (30%) |

〈自己開示〉をしようと決めてからも、思わず欠点を隠そうとしてしまうこともあるだろう。だが、それは誰もが同じだ。自分もそうなのだということを受け入れて、トレーニングを続けていこう。

方法については後ほどポイントを見ていくが、まずは、このトレーニングがもたらす恩恵について触れておきたい。それは、〈過去の失敗について語ることができるようになる〉ということである。

## 自慢できない過去も認めよう

私は職歴について尋ねられることがあるが、長い間それに閉口していた。「若い時からずっと今のお仕事に？」「意義のあるお仕事に就けて、幸せですね」などと言われると、どう答えたらいいのかわからなかったのだ。というのも、私は子どものころから夢見てきた仕事に就いたわけではなく、しかも正直に言うと、長い間、自分の仕事に情熱を感じることができなかったからだ。だが、相手は私のことを望んだ職に就いている恵まれた人間だと思い、それを指摘してこちらを喜ばせようとしてくれている。そういう人の期待を裏切るのは気が進まなかった。

しかし、今では、私は事実をありのままに語ることにしている。「私は最初は産科医になったんですが、医者になって四年目にミスをしてしまい、医者の仕事を離れたんです。一時期は医薬品メーカーに勤務していたこともあるんですよ」。こうして過去をありのままに伝えると、現在のことについて誠実に語ることができる。「安心してください。今では自分の仕事に情熱を感じています。ただ、時間がかかりました。自分が医師として、苦しんでいる人の役に立ちたいと思っていることに気づくのにも時間が必要でしたし、大学に復帰して新しい分野を学び、不安から抜け出して自信を取り戻すのにもしばらくかかりました。けれども、今ではこの経験をしてよかったと思っているんです。挫折の経験も自分にとっては無駄ではなかったし、何より、精神科医の仕事をする上で役に立っていると思っています」

このように、トラウマとなっているような過去の失敗をありのままに認め、さらけ出せるようになるまでには、長い時間がかかった。だが、〈自己開示〉のトレーニングを続けてきたおかげで、今ではこれができるようになったのだ。

## ◈——〈自己開示〉を勧める四つの理由

〈自己開示〉によって得られるものは多い。不安から解放され、自信を回復することによって、自己評価もあがる。また人との関係がうまくいきやすくなる……。〈自己開示〉を勧める理由を書きだしたら、膨大なリストになるだろう。その中から、主なものを四つあげたい。重要なのはこれだけではないが、この四つを選んだのは、これらが、特に私自身が〈自己開示〉の必要性を痛感できた理由だからである。これを見てもらえれば、〈自己開示〉がいかに大切かがわかってもらえると思う。

### 1．二重の苦しみが終わる

弱点や失敗を隠そうとするには、さまざまな努力が必要だ。策略も駆使しなければならない。しかし、そんな努力や策略は自分を疲れさせるだけだし、そのように努力をした分、ネガティブな思考が自分の中でますます大きなものとなる。つまり、「隠さなければならないと思うのは、それほど重大な欠点だからだ。また、それほど重大な欠点なら、隠すためにますます努力をしなければならない」と思いこみ、自分で自分を袋小路に追いつめてしまうのだ。まさに二重の苦しみである。これを断ちきるためには、〈自己開示〉が必要なのだ。

つづり字の問題を他人に打ち明ける時、私はこう考えるようにしている。「私はこの問題をもう隠したりしない。この問題を打ち明けられるということは、それがたいしたものではないからだ。たいしたものでないなら、隠そうと努力をするのは間違いだ。だからこれからも、この問題は人に話していけばよいのだ」。そうして〈自己開示〉を行なってきた結果、私は二重の苦しみから解きはなたれ、袋小路から抜け出して、心の安らぎを得ることができたのだ。

## 2. 自分が完璧ではないことを受け入れることができる

自分の弱点や失敗を隠そうとすることは、完璧主義の悪い形のひとつである。ポジティブな面だけを表に出そうとすると、限られた部分しか人に見せられなくなるからだ。「ネガティブな面を表に出したら、自分の欠点や弱点が人に知られてしまう。そうなったら、どうしたらいいのだろう？」そういう恐れが生まれ、弱さを表に出すことがどんどん困難になっていく。そして完璧な自分だけを表に出さなければいけないと思うようになってしまう。こうしてまた身動きが取れなくなると同時に、「自分をよく見せたい」という気持ちのせいで、心がいっさいの批判を受けつけなくなり、成長していく機会を逃してしまうのだ。ハーバード大学の教授であるタル・ベン・シャハーは、学生たちに「何度も挫折すべきだ」と教えている(28)。挫折とは「困難に挑み、失敗したのちに、再び立ちあがったということ」だからである。教授はこうも言う。「失敗することを学ばなければ、学ぶことに失敗する」。私もそのとおりだと思う。失敗について語らず、隠しつづければ、失敗から学ぶことはできないだろう。

### 3. 自分を向上させることができる

私は弱点や失敗を見せることは、他人から好意を持たれるきっかけになると思っている。しかし、この考えに異論を唱える人は多い。そんなことをしたら無能な人間だと思われるのではないかと言うのだ。だが、そうはならない。弱点をさらけ出すことは、むしろ前に進むのを助けてくれるのだ。今までの話を思い出してほしい。私はつづり字が苦手だという欠点を人に話すようにしているが、それは「この欠点を直すのは諦めた」と開きなおったということではない。直したいと強く思っているし、実を言うと、隠そうとしなくなってからはかえって徐々によくなっている。というのも、周囲の人たちが理解を示し、たびたび助けてくれるようになったからだ。学会でメモを取る時には、つづりのあやふやな言葉は堂々と人に聞くことにしているが、率直に聞くと、周囲の人は親切に教えてくれるものだ。それをあとでゆっくり覚えればいい。語源やつづり方のコツなどについて話してくれる人もいて、そのおかげでうまく覚えられることもある。また、こうしたことから会話が弾むことも多く、私は以前よりも周囲の人と親しくなっている。

いっぽう、学会でのプレゼンテーションでは、自分の弱さをさらけ出し、ありのままの姿を伝えたことにより、説得力のある話ができた。参加者にも共感してもらえて、うまい対処方法を教えてもらったり、数多くの率直な意見を聞くことができたのも嬉しい事実だ。

自分の弱さをさらけ出してみると、このように相手からも率直な話を聞けることが多い。すると、誰もが同じような問題や悩みを抱えていることがよくわかる。自分はひとりではないのだ。そう思えると、おのずと気おくれすることは減っていく。そうしたら、うまい対処法を教えてもらうまでもなく、欠点を克服するのが徐々に容易になっていくものだ。

## 4．成功したことを気楽に話せるようになる

これは不思議なことだが、弱点や失敗について語れるようになると、自分の能力や成功した体験についても話すこともできるようになる。以前の私は成功した体験やその喜びを語ろうとしても、そのせいで自分の欠点に話が及んだり、秘密にしていた失敗が表に出たりするのではないかと心配し、話せなくなることがあった。また、自慢していると思われるのが嫌で、うまくいった話はなるべくしないようにしていた。ところが、弱点や失敗を話すようになると、「これもありのままの自分をさらけ出すことだ」と思えて気楽に話せるようになったのだ。

私は乗馬が大好きだが、実はたいした腕前ではない。以前なら競技での成績を聞かれることが心配で乗馬の話を避けていたが、現在ではそんなに頓着することなく、乗馬への情熱を語ることができる。また、日曜大工も好きだが、先日、われながらほれぼれするような本棚ができあがった。以前なら、そんな話をしたらどう思われるかが心配で、本棚のことは口にできなかっただろう。だが今ではそんな心配もなく話ができ、「それはよかった。今度その本棚を見せてくれ」と友だちにも言ってもらえたのだ。

## 〈自己開示〉を行なうための四つのポイント

最後に、〈自己開示〉を行なう時の四つのポイントについてお話ししよう。これらを頭に入れ、実際に行動することによってトレーニングを積めば、次第に容易に〈自己開示〉ができるようになっていくだろう。

### 1．状況を見きわめ、行動に移す

まずは、〈自己開示〉に適切な状況かどうかを見きわめることから始めよう。〈自己開示〉はいつでも相手かまわずしてもいいというものではない。ふさわしい状況で、ふさわしい相手に対してするべきだ。そして適切な状況だと見きわめられたら、心の準備をしよう。もしそこで〈自己開示〉を阻む考えが浮かんだら、その考えを再検討しよう。そこで、〈自己開示〉をすべきだと納得できたら、実際に行動に移していこう。

### 2．焦らずにじっくり少しずつやる

まずは、適切だと思える状況で、信頼できる人物、もしくは初対面かつ二度と会わないと思われる人物に対して行なうことから始めよう。そのような相手ならリラックスできるし、ゆっくり話を進めることができるからだ。次のことに気をつけながら、焦らずに、少しずつ試していこう。

●私たちは話をする時、必要以上に複雑な話をしてしまうものだ。自分がそうなった事情を説明しようとしたり、それに対する自分の気持ちを述べてみたり……。だが、そういうものは言い訳にすぎない。また、かえってわかりにくくなる。そのことをよく覚えておいて、できるだけ簡単な言葉で話すようにしよう。「私はこうなんですよ」と、事実だけを簡潔に口にするのだ。

●ポイントとなるのは、話し方のテクニックだ。まずは簡単な言葉で話す。次にその内容を詳しく説明したり、ニュアンスを伝えたりする。そうして徐々に、さらに詳しい話を加えていく。こうすれば、話が複雑になってわけがわからなくなるという事態にはならない。そうしていくうちに、最後には、自分について、より複雑な事情も理解してもらえるように、話ができるようになるだろう。

### 3.〈自己開示〉を、自分を責めることと混同しない

〈自己開示〉とは、自分を悪く言うことでも、卑下することでもない。「だめなんですよね。いつもこうなのです」とか「私はつまらない人間なんです」などと言ったり思ったりすることは、〈自己開示〉ではない。ただ自分で自分を責めているだけだ。そんなことをしても、自信を失うだけだ。心にこういうせりふが浮かぶ時は、〈自己開示〉をしたくないと思っているか、〈自己開示〉をしたら状況が悪くなるような時だ。もう一度言おう。簡単な言葉で始めよう。ふさわしい状況で〈自己開示〉ができれば、自信が生まれてくる。それを大切にしよう。

## 4. 喜びをもって辛抱強く続ける

〈自己開示〉で重要なのは、完璧に行なうことではない。続けながら学んでいくことだ。今まで自分の弱点を隠してきたのなら、その逆の「自分をさらけ出すという行為」をするにあたって、自分を批判することから始めてはいけない。まず、やった自分をほめることから始めるべきだ。改善すべき点を検討する時間はいつでもある。ゆっくりと一歩ずつ前に進んでいこう。

第14章

# 親こそ最良のセラピスト――親子関係改善のヒント

ジゼール・ジョルジュ

著者は自身も母親として子育て経験を持つ児童精神科医だが、医者になったころにある母子と出会ったことが、その後の児童精神科医としてのあり方を決定づけたという。以来、多くの親子のセラピーに当たっている著者が、その母子との出会いを回想し、子どもやその親と向きあう姿勢を語る。あわせて、その時考案し今でも活用している、ある〈ゲーム〉を紹介する。

## ――新米医師の失敗

まずは二十数年前の新米時代の話をしよう。わたしは優秀な成績でインターンを終え、児童精神科医として勤務しはじめた。自信満々だったわたしは、革張りの椅子にふんぞり返るようにして、初めての相談者を迎えた。相談者は若い母親で、ティボーという五歳の息子のことで相談しにきたのだ。

「先生、助けてください！　毎朝、洋服を着せようとするたび、息子が暴れるんです！　もう何か月もなんですよ！　息子がわたしの気を引きたいっていうのはわかるんです。でも、ティボーにはいつも優しくしてますし、わたしはシングルマザーですが、仕事の時以外はそばにいるようにしています。それなのに、朝になると大騒ぎになるんです！

出勤前に保育園に連れていかなきゃいけないんですが、『ママは遅刻するとお仕事を首になっちゃうの』と言っても、全然聞きわけてくれません。結局、洋服を持って家じゅう追いかけまわすことになります。ついつい我慢できずにお尻をひっぱたいちゃうことまであって……。でも、わたしがかっとなると、あの子、しゅんとなってぽろっと涙を流すんです。それを見るとはっとして、『ああ……ごめんなさい！』って、すごく後悔するんです。

ほかのお医者さんにも相談しましたけれど、どこも悪いところはないから、そのうちおさまるって言うばかりなんです。でも、毎朝大騒ぎするのに疲れてしまいました。それに、今でさえこんなだと、思春期になったらどうなってしまうのかって、そんなことまで不安に思えてきて……」

ティボーのママは本当に困りきって、新米医師のわたしにすがるような目を向けていた。

## 反抗で危機にさらされた母子の絆

ところがその時、わたしはといえば、革張りの椅子の中で憤慨していたのである。「わたしは児童精神科の専門医なのよ！　そんなどうでもいいような話で相談にこないでちょうだい！」……今思えば冷や汗ものだ。なんと傲慢《ごうまん》だったのだろう。でも、当時のわたしは口にこそ出さないものの、ティボーのママの話を「なんて大げさな！　洋服を着ないぐらい、どうってことないでしょう」と考えていたのだ。

だが、目の前にいるティボーのママは助けを求めているし、親子関係に問題があることも否定できなかった。しかし、「では、どうしたらよいのか？」という問いかけに対して、わたしは答えを持ちあわせていなかった。ティボーのママをすぐに助けてあげるすべも知らなかった。それでもわたしは、セラピーで解決できるはずと思い、ティボーのセラピーを始めた。なんせ、自分は優秀な児童精神科医なんだから、その能力をもってすれば解決できないはずがないぐらいに思っていたのだ（返すがえすも恥ずかしい）。

そのころ、わたしの周囲では、精神療法といえば精神分析の流れをくむ手法が主流で、カウンセリングや対話などを用いて、原因となっている心理を解明し、症状の改善、回復を図っていた。当然、わたしもその手法でティボーとの面談を重ねた。しかし、それでわかったのは、ほかの医師の言ったとおり、ティボーには発達障害などの問題はないということだけ。わたしの自信は揺らぎだした。わたしにできることはないのだろうか……。

わたしの焦りをよそに、ティボーとママの毎朝の追いかけっこは激しくなるいっぽうだった。このままでは、ティボーが母親との間に築いているはずの〈アタッチメント〉も危うくなる、とわたしは心配した。〈アタッチメント〉つまり〈愛着〉とは、母親など特定の人との間に結ばれる情緒的な絆のことで、だいたい子どもが二歳になるまでに築かれる。その相手がそばにいれば安心感が得られるというものだ。つまり、その人は子どもにとって〈安全基地〉のような働きをするのだが、〈安全基地〉があることで、子どもは安心して人間関係を広げていくことができ、人格を形成し、自我を確立していく。だから、もし〈アタッチメント〉に問題があれば、何らかの大きな精神的な問題を抱えることになりかねず、そういう症例が多くあることもわたしは知っていた。

そして、この時のティボーは、ママを〈安全基地〉と感じているからこそ、そこから離れるのが不安で、保育園に行きたくなくなり、洋服を着るのを嫌がるのだと推測できた。しかし、その反抗がやや度を越してしまい、ママの手に負えない状態になってしまったのだ。とはいっても、ティボーだってママを困らせたいわけではないはずだし、そのままでは〈アタッチメント〉そのものにも問題を起こしてしまうかもしれない。

いっぽう、ティボーのママにとっても、これは辛い状況だった。息子をかわいいと思う気持ちは強く持っているのに、毎朝繰り返される騒ぎの中で、ついついいら立って大声を出したり、手をあげたりしてしまう。そのあげく自分を責め、悩みを深めていき、「ママはティボーのことが大好きよ」という言葉さえ言えなくなってしまっていた。そうなると、ますますいらいらが募り、余裕がなくなって、毎朝暴れるティボーに手を焼くという悪循環におちいっている。

これだけのことを理解するにも、わたしはずいぶん時間がかかった。たくさんの文献にあたり、恩師にも相談して、だんだんにティボーの行動のメカニズムを理解していったのだ。でも、そこでまた、わたしは立ち往生した。メカニズムを理解したつもりでも、「洋服を着ないで、逃げまわる」というティボーの行動そのものは止めることができなかったのだ。児童精神科の専門医なのに、五歳の子どもの単純な行動を止められないなんて……。わたしは自分の力のなさを感じずにはいられなかった。そして、わたしが手をこまねいていると、ティボーのママはがっかりしてますます憔悴《しょうすい》し、わたしは申しわけなさでいっぱいになった。もう革張りの椅子にふんぞり返ってはいられなかった。

## 〈行動療法〉の技法を取り入れて

もはや一刻の猶予もなかった。わたしは、ただ一点に集中することにした。ティボーの「洋服を着ないで、逃げまわる」行動を止めること。その方法を求めて、わたしはそれまで学んできた枠組みから外れた研究にも目を向け、ありとあらゆる文献を読みあさった。その中で教育現場向けの問題行動マニュアルがわたしの関心を引いた。その手法は〈行動療法〉と呼ばれるもので、精神分析を重視するわたしが従来取りくんでいたセラピーとは異なるものだった。しかし、そこで紹介されていた理論は、ティボーの行動を説明するのにぴったりだったのである。つまり、ティボーはある時、洋服を着ないで逃げまわっていれば、ママがそばにいてくれることを覚えたのだ。それで、ママから離れたくなくて、洋服を着ないという行動を繰り返しているのだ。

そして、〈行動療法〉では、その行動そのものをなくしていく方法を編みだしていた。それこそ、わたしの求めていたものだった。そのセラピーに行きついた時はトンネルの先に出口が見えたように感じた。さっそく、わたしはそのセラピーを取り入れることをティボーのママに提案した。そして、マニュアルにあった技法を参考に、ふたりである〈ゲーム〉を考案した。

この〈ゲーム〉は、ゲームの形を取りながら、子どもにやってはいけないことと、どんどんやっていいことを覚えさせていくものだ。子どもにゲームをさせる動機づけには、いわゆる〈ごほうび〉を用意するのだが、ここで一番重要なのは、〈親がほめてやること〉なのだ。たとえば、朝洋服を着ればママがほめてくれる、そう理解できるようになれば、ティボーは逃げまわらなくなるはずだ。そして、このゲームをすることで、ママはティボーに優しい言葉をかけてあげることができるし、そうすれば、ティボーもママとのアタッチメントを確認できる（このゲームは〈ポイントゲーム〉という。詳細は章末で詳しく紹介する）。

ティボーのママとわたしは、ティボーがゲームに興味を持つように、ゲームに使う項目やごほうびに工夫を凝らした。そして、いよいよゲーム開始！　わたしはどきどきしながら、ティボーのママの報告を待った……。

数日後、ティボーのママが嬉しそうにクリニックに入ってきた。その顔を見たとたん、「ゲームがうまくいったのだ！」とぴんときた。ティボーのママはそれまで見たことがない晴れやかな表情をしていたのだ。案の定ティボーのママは、「この二、三日、ティボーが逃げないで、洋服を着てくれるようになったんです！」と報告してくれた。しかも、ゲームのことを話すのをきっかけに、その日あったことや翌日することを、お互いに話しあうようになってきたというのだ。

ゲームを重ねるにつれて、ティボーとママの関係はどんどん回復していった。うまくコミュニケーションを取れるようになれば、もう心配はいらない。「もう、このゲームはなくても大丈夫なようね」と伝えた時のティボーのママの少し誇らしげな顔と、そのかたわらではにかんだようににこにこしていたティボーの顔は、今もはっきり覚えているし、この先もきっと忘れないと思う。

## ◇――ふたりが教えてくれたこと

この経験で、わたしの精神科医としての考え方は大きく変わった。それまで、精神科医は精神分析をとおして相談者の抱える問題や症状を改善していくもので、精神分析が最優先、問題や症状は、精神分析さえできればおのずと改善できると思っていたが、実際にティボーたちに対してみたら、そのやり方だけでは対処できなかったのだ。

ティボーとママが教えてくれたのは、まず相談者の話に謙虚に耳を傾けることだ。そうして初めて、相談者の悩みを理解することができる。「わたしは医者だ」とふんぞり返っていても何も解決できない。何より必要だと痛感したのは、相談者の身になって考えることだ。いくらわたしが偉そうに学説を聞かせたところで、相談者の悩みや苦しみは消えはしないのだ。こうしたことはあたりまえのことだと思われるだろうし、わたしも医者の心得として知ってはいた。しかし、ティボーとママから、あらためてそのことを教えられたのだ。

特に、わたしが心がけるようになったのは、相談者を苦しめている症状や問題、ティボーたちの場合で言えば、「洋服を着ないで逃げまわること」を軽視しないということだ。それまでのわたしの考え方では、「そんな問題はたいしたことじゃない、それより、どうしてそんなことをするのか探りましょう」となっていた。しかし、「洋服を着ない」問題をまず解決しないと、状況はますます悪化して、ティボー本人もママもどんどん追いつめられてしまう。何もティボーとママに限ったことではない。相談者が苦しんでいる目の前の問題を検討して、本人や家族がどんな思いでいるか、あるいは日々の生活にどう影響しているか、などもよくよく考慮するべきなのだ。

そして、その悩みや苦しみが深刻であれば、まずそれを軽減してあげることで、大もとの問題も解決に向かう、あるいは解決に向かう次の手だてが取れる。ティボーとママの場合なら、ゲームを活用することで「洋服を着る」ようになって、コミュニケーションも改善し、良好な親子関係を築きなおすことができたのだ。

しかし、その当時は、行動療法的な手段を用いたことにいろいろと非難もあった。たとえば、「ただ騒ぎを止めればいいだなんて、何の解決にもなってないじゃないか！　それに行動療法は筋トレみたいに繰り返さないと、また同じことが起こるぞ！」というような声が聞こえてきた。わたしは従来の療法を否定したわけではなかったのだが、それだけ行動療法への反感が根強かったのだ。しかし、恩師たちからはこう教わってきた。〈質の高い精神医療を行なうには、それまでの考え方にとらわれない心の余裕が必要だ〉と。だからわたしは、周囲のやかましい声は聞きながすことにした。それをいちいち気にしていたら、患者にとって最良の療法にはたどりつけなくなる。

ここでわたしが言いたいのは、特定の療法をうんぬんすることではない。どんな療法でも、相談者本人の性格や考え方、価値観、問題の程度、家族との関係、そして将来のビジョンなど、相談者やその家族のことを考慮しながら行なうべきだということだ。フランスの医療研究機関が発表しているさまざまな障害への治療成果を見ても、その考え方に間違いはないと確信している。

## 親は最良のセラピスト

その後、わたしはティボーたちのほかにもたくさんの親子を診察してきたが、その中で大切だと感じたのは、親との協力関係である。

子どものセラピーの際、親というものは、どうしてもその蚊帳《かや》の外に置かれがちだ。子どもがセラピーの主体である以上、やむを得ないこともある。しかし、子どものことは、実は親が一番よくわかっている。その子にはどういう世話が必要なのか、その子が何を欲しているのか、そして、どうなればその子にとって幸せなのか……。だから、親の協力がなければセラピーは進まない。さもないと、親との間に意見の相違が生まれた時に、子どもは当然親の側につき、それがセラピーの障壁となってしまうのだ。

そこで、ある時から、わたしは本格的なセラピーに入る前に、親と協力関係を築くことにした。そのためには、まず親に、自分には十分な子育て能力があると気づいてもらうことが重要になる。だから、いきなり親の責任を問うような真似はせずに、こう声をかけることにしている。

「よく来てくださいました！　とても勇気がいったでしょう、精神科《こ こ》の門をくぐるのも、子育てのことで外に助けを求めるというのも……」

事実、子育てに悩んで精神科に相談に赴くというのは、親としての能力が高いことの表われである。というのは、現実には、事態がだいぶ深刻になってから精神科に助けを求めてくる場合が多いからだ。たとえばティボーとママのような場合に、ずっと家庭内で問題を抱えていたら、朝の騒ぎがエスカレートして、度を越した叱責や体罰が日常化し、親子関係の崩壊にまでつながる可能性がある。事態が高じて、ご近所や幼稚園の先生が家庭内虐待に気づくほどになって、ようやく親がカウンセリングに訪れるケースさえ少なくない。だから、ティボーのママのように、子どものちょっとした異変に気がついて専門家の助けを求めるのは、親として立派なことなのだ。

しかしながら、虐待にいたるほどの悩みを抱えていても、それをまわりに相談するのはなかなか難しいのも事実だ。それというのも、往々にして、親に対しての世間の目が厳しいからではないだろうか？たとえば、それまで素直でいい子だったわが子が、突然「やだ！」と言って反抗しはじめる。子どもが言うことを聞かない――これは親にとって厄介な問題だ。親は散々悩むのに、ご近所や親戚にはこう言われるのだ。「親のしつけがなってない」「なんて、わがままな子だろう、親の顔が見たい」「わたしたちが子育てしていたころは……」。親はだんだん自信を失い、「自分はなんてだめな親なんだ」「わたしの育て方が悪かったのかしら」と思いこみ、ひとりで抱えこんでしまうのだ。

だが親は、子どもが生まれてからずっとわが子の幸せだけを願って、いろいろと気を配ってきたはずだ。どうすればすくすく育っていってくれるのか？　子どもには何を教えるべきなのか？　危険から守ってやるにはどうしたらいいのか？　子どもにかける言葉のひとつひとつにまで気を遣って……。だから、親には大いに自信を持ってもらいたい。そういうわたしの気持ちを込めて、わたしは「よく来てくださいました！」と声をかけるのだ。その言葉で、親御さんが失いかけていた自信を取り戻してくれたら、それだけでセラピーは一歩を踏みだしたようなものだ。

そして、もう一度強調しておきたい。子どものことを一番よくわかっていて、誰よりもわが子の幸せを願っているのは、親である。

親とはそういうものだからこそ、〈子どもにとって最良のセラピストは親〉でもあるのだ。実際、親は子どもとぶつかった時、あるいは子どもが不安や恐怖に苦しんでいる時、その状況にあわせて直感的に対応している。こういった臨機応変な対応が、実はもっとも効果をもたらしているのである。

これは、わたしが母親として感じていることでもある。わたしだって、仕事を離れれば普通の親だ。娘が幼いころには、娘の言葉にすぐかーっときてしまって、したくもない喧嘩をやっていた。「ママなんて嫌い」「～ちゃんのパパのほうがいい」などは子どもの常套句《じょうとうく》だが、わが家の場合は、「ママはよその子には優しいのに、わたしにはちっともそうじゃない！」「ママはクリニックのほうが大事なのね！」と、しょっちゅう言われていた。その言葉は、胸に突き刺さった。でも、その時々に、親としてできるだけのこと、そして娘にとって最善と思う対処をしてきたつもりだ。そのような自分の子育ての経験からも、親こそ子どもにとって最良のセラピストだと信じている。

## 最後に

この仕事に就いてから、さまざまなチャンスをとおして、わたしは子育てで悩む親たちとの間にかけがえのない協力関係を築いてきた。中には、わたしの書いたものを読んで、訪ねてこられた方もいる。そうした方々からのフィードバックによって、研究がさらに進み、その成果も還元できるようになっている。

そのおかげで、今では、子どもたちは両親と医師の板挟みになることなく、的確な助言を受けながら、幸せへの道を探せるようになってきている。子どもの精神医療は、年々歳々進歩しているのだ。そして、わたしは、これまで子どもの精神医療ひと筋に活動してきたことを誇りに思うとともに、本章がみなさんの助けになることを心から願っている。

## ――付録：「やだ！」を「いいよ！」に変えるポイントゲーム

ティボーたちが実践した〈ポイントゲーム〉を紹介する。ティボー母子以来、多くの親子、そして、わたし自身が娘相手に使用して改良を加えてきた最新版だ。今では、多くの精神科医がこのゲームを利用している。

まず子どもと一緒に、次のような表をつくろう。これをポイントボードと呼ぶ。ボードの上段には曜日を、一番左には、普段子どもが「やだ！」と言ってやらないことを項目として並べていく。項目は、ただ単に「勉強する」「片づける」ではなく、表3のように、やるべきことをしぼったり、時間や回数なども入れたりして、具体的なものにしよう。もし子どもがまだ字が読めないなら、文字でなく絵やシールで表わせばよい。これを使って、「やだ！」を「いいよ！」にどんどん変えていくのだ。

### ゲームのルールと、ポイントボードの使い方

このゲームは次の四つのルールに従って進めていく。

**1．子どもがボードの項目のどれかを実行できたら、その日の当てはまる欄に1ポイント入れる**

ポイントは数字の代わりに、シールやコインをはってもよい。その時は、必ず子どもを思いっきりほめてあげよう。

**2．その日にできなかった項目の欄には、何も書かない**

勝手に書きいれられないように、その欄を色ペンでぬりつぶしてもよい。いずれにしても、この項目には何もコメントしないこと。

**3．項目にはなくても、子どもが普段なかなかやらないことをした時には、「その他」の欄にポイントを入れる**

たとえば、進んでお手伝いをしてくれたり、テストでいい成績を取ってきたりなど、あなたがいいと思ったことにはどんどんポイントを加えていく。そのためには子どものあらゆる行動に目を配り、いいところを探していくポイント・ハンター・になろう。

**4．週末になったら、ボードに入っている獲得ポイントを数える**

この合計によって、子どもはポイントと〈ごほうび〉を交換できる。

### ◆ 表3　ポイントボードの例

| 項目 | | 月 | 火 | 水 | 木 | 金 | 土 | 日 |
|---|---|---|---|---|---|---|---|---|
| ベッドメーキングをする | | | | | | | | |
| 午後6時までに宿題を始める | | | | | | | | |
| パパやママに同じことを言わせるのは3回まで | | | | | | | | |
| 寝るまでに明日のランドセルの用意をする | | | | | | | | |
| 歯磨きをする | | | | | | | | |
| 電話は10分以内に終わらせる | | | | | | | | |
| その他 | | | | | | | | |
| 今週の合計 | ポイント | | | | | | | |

〈ごほうび〉というのは、子どもにゲームへのやる気をうながすために用意するものである。どういうものがいいか、あらかじめ子どもと話しあって決めておく。

## 〈ごほうびカタログ〉のつくり方――〈正の強化子〉について

まずは子どもに、普段から欲しいものや、やりたいことをすべてあげてもらう。すべて、というのが重要だ。それによって、子どもの関心をゲームに集中させることができ、やる気も増すからである。

子どもの要望が出そろったら、〈欲しいものリスト〉〈やりたいことリスト〉に整理し、ごほうびカタログにまとめる。そして、それぞれ交換に何ポイント必要か決めていく。その基準となるのは、あなた自身だ。あなたの考え方と教育方針に沿って決めていこう。それでは具体的にどうするのか、リストごとに説明していく。

### ●欲しいものリスト

お菓子やおもちゃのほか、読みたい雑誌やお小遣いまで、ここに並ぶものは多岐にわたると思うが、基本的には、高価なものほどポイントを高く設定する。たとえば、高価なおもちゃだったら、子どもが長期間こつこつ貯めていかないと達成できないくらいのポイントにする。また、リストにお小遣いを入れる場合は、ポイントとの交換分以外はお小遣いはあげないと決めてしまおう。

### ●やりたいことリスト

ひと口に「遊びたい」と言っても、テレビやゲーム機、パソコンなど、いろんなパターンがあるはずだ。こういった場合は、それぞれにポイントを設定しよう。そして、遊べる時間が長いほどポイントが高くなるよう設定する。また、あなたがたとえば、〈まずは自分のやるべきことをしてもらいたい〉と思っているのなら、その方針に従って、同じ「テレビを見られる」でも、「宿題をやってから〜」より「宿題をやる前に〜」のほうに高いポイントを設定するのだ。

もし、あとで子どもが「これも欲しい」「あれもやりたい」と言ってきたら、拒否せずにリストに入れ、ポイントも同じ要領で設定する。

要望が教育方針にそぐわなかったら、無理に受け入れなくてよい。しかし、なぜそれがだめなのか、子どもにはきちんと説明しよう。それでも子どもが納得しなかったら、うんと手の届かないポイントに設定するのも手だ。

こういったごほうびのように、相手にやる気をうながす役割のものを、心理学では〈正の強化子〉と呼ぶ。このゲームで使用する〈正の強化子〉は、次の三種類だ。

### 表4　ごほうびの大まかな設定例

| 0〜100ポイント | 101〜300ポイント | 301ポイント〜 |
|---|---|---|
| テレビを1時間見られる | 宿題前にテレビを見られる | 映画を見にいける |
| パソコンで1時間遊べる | | 最新のニンテンドーDS |
| おやつのキャンディー | おやつのビスケット | ママとお菓子づくり |
| 友だちをひとり昼食に呼べる | 友だちをひとりお泊まりに呼べる | 友だちをふたりお泊まりに呼べる |
| 雑誌１冊 | | 新しい洋服 |
| | 普通のバスケットシューズ | ナイキのバスケットシューズ |
| お手伝いするのを10分待ってもらえる | 食卓の片づけをしなくてもいい | |
| 10分電話が使える | 30分電話が使える | 1時間電話が使える |
| お小遣い | | |

1. お菓子やプレゼントなどの、子どもが「欲しいもの」
2. テレビを見る、パソコンで遊ぶ、映画や遊園地に行くといった、子どもが「やりたいこと」
3. ほめ言葉や親の笑顔、あるいは頭をなでてくれるといったスキンシップ

1、2は、目指すポイントに達したら手に入る〈ごほうび〉で、効果は一時的だ。それに対して3は、具体的な物や機会ではなく、親がポイントをくれる時の喜ぶ姿や反応で、実はこれが一番長期的には効果がある。これにより、子どもは満足感を得て、「よし、これからもがんばろう」と、ゲームへの意欲をのばしていくのである。

## 子どもをいっぱいほめてあげよう！

〈正の強化子〉は、このゲームでとても重要な要素である。〈行動療法〉のもとになる研究をした心理学者バラス・スキナーの理論によれば、人間は自身の行動によって好ましい状況が生まれると、その行動を繰り返すようになるのだ。だから、子どもはごほうびや親の喜ぶ姿を目の当たりにして、最初「やだ！」と言っていたことでも、「いいよ！」と言ってやってくれるようになる。

中でも最も効果が高い強化子が、〈ほめる〉ことだ。これまでの多くの研究でも、「ごほうびやポイントよりも、何かができたことで親からほめてもらうほうが、教育上はるかに効果がある」と指摘されて

いる。それに、子どもはほめられることで、〈親は自分のがんばりを見てくれている〉と安心できるのである。だから、普段からどんなに小さなことでも、目いっぱいほめてやるとよい。

ここからは、ほめる時のコツや注意を述べていく。

まず、ほめる時は、あなたがその時に思ったことを、そのとおりに言葉にするところから始める。たとえば〈すごい！〉と思ったら、そう声に出すのだ。そのあとで、何が嬉しいのかを明確に伝えよう。

また、その表現の仕方にもコツがある。それは、ありきたりであいまいな表現を使わずに、あなたの気持ちが伝わるように工夫するのだ。たとえば、宿題ができた時に、ただ「よくできました」ですまさずに、「ちゃんと宿題ができるなんて、ママはみんなに自慢したいわ！」と言ってみる。また、部屋の片づけができた時には、「部屋がきれいになったね」ではなく、「部屋を片づけてくれて、ママはとっても嬉しい！」と喜ぶのだ。こうすれば、ほめ言葉は子どもの心に残りやすくなる。

それに、この表現のコツは、（もうちょっとこうしてくれたらなあ……）と思った時にも応用できる。まずはよかった点をほめて、そのあとに「こうしてくれたらもっと嬉しいわ」という形で伝えればよいのだ。

ただし、心にもないことを言っておだててはいけない。〈ほめる〉とは、あなたの気持ちを伝えることだ。だから、あなたが心から思ったことを伝えつづければ、子どもはあなたをもっと信頼してくれるようになる。また、子どもはあなたのほめ言葉をとおして、あなたが何に対して嬉しいと思うのか、これからどうしていってもらいたいのか、逆に何をされたら嬉しくないのかを、より理解できるようになる。そうなると、たまにたしなめることがあっても、子どもは「ああ、やっぱり」と納得できるようになり、親子関係もうまくいくようになる。さらには、子ども自身も、反抗するより言葉で伝えたほうがちゃんと親にも伝わるとわかって、自分の気持ちや考えをきちんと言葉で表現するようになる。だから、子どもは普段からできるだけほめてあげることが不可欠なのである。

## ゲームを始めて数週間たったら

このころになると、すでにできるようになった項目や、交換ずみのごほうびが出てきているはずだ。そこで一度、ごほうびリストとボードを見直そう。

### ●ごほうびカタログ

交換ずみのものをリストから外し、新たに欲しいものがあればポイントを設定して、次の週に向けて内容を整理しよう。また、設定内容は、子どもと話しあった上でなら変更してもよい。

### ●ポイントボード

項目については、だんだんと増やしていこう。項目の数を増やすだけでなく、その内容もハードルを段階的にあげていく。たと

**表5　項目を変更したあとのポイントボードの例**

| 項目 | | 月 | 火 | 水 | 木 | 金 | 土 | 日 |
|---|---|---|---|---|---|---|---|---|
| ベッドメーキングと身の回りの物の整理 | | | | | | | | |
| 午後6時までに宿題を終わらせる | | | | | | | | |
| パパやママの言うことは1回で聞く | | | | | | | | |
| 寝るまでに明日のランドセルと洋服を準備する | | | | | | | | |
| 歯磨きして、使ったタオルを片づける | | | | | | | | |
| 電話は10分以内にすませて、食卓の準備をする | | | | | | | | |
| その他 | | | | | | | | |
| 今週の合計 | ポイント | | | | | | | |

えば、整理整頓についてだったら、初めはベッドメーキングだけを項目にし、これができるようになったら、プラスして机の片づけを、これもできたらさらに洋服の片づけを、といったように、ひとつずつ要素を足していくのだ。

また、ボードの中にポイントが入ってない項目があったら、その原因を探るために、次のことを見直してみよう。

●具体性を欠いた表現になっていないか？

ボードに掲げる項目は、子どもが何をすればいいのか具体的にわかるものでなければならない。ゲームの最初に「やることをしぼって、時間や回数も入れて」と書いたのはこのためだ。それに、項目が具体的であれば、できたかどうか簡単に判断できるので、親子で「できた！」「できてない！」ともめることもない。

●子どもの年齢や発達レベルを超えたものになっていないか？

たとえば、まだ時計を読めない子に〈午後五時までに宿題を始める〉と設定したり、整理整頓をしたことがない子に、いきなり〈毎日自分の部屋を掃除する〉ように言ったりしても無理だ。それなら、項目を見直して、子どもが実行可能なレベルにハードルを下げよう。

それでも原因がわからなかったら、その原因は何なのか、そしてどうすればできるようになるのか、子どもと一緒に考えていこう。これにより、子どもはゲームへの意欲をのばし、親子のコミュニケーションも改善されていくのだ。

## ゲームをうまく進めるための注意点

ゲームを円滑に進め、なおかつ効果を最大にするためには、いくつか注意点があるので、それもあげておく。

●初めの二週間は、子どもがすでにできることを項目に設定して、どんどんポイントをあげよう！

そうすれば、子どもはゲームが楽しくなり、やる気も出てくる。また、この間に親もゲームをうまくすすめるコツをつかむことができる。

●スポーツや週末のレジャーをごほうびにしないこと

こういった活動は、子どもの息抜きになると同時に、社会性を身につけ、肉体的・精神的に成長させるよい機会であり、必要なものだ。そのチャンスは奪わないようにしよう。

●ごほうびは、ポイントが交換できる数に達するまでは絶対に与えない。また、ポイントのない欄に何か理由をつけて加算してはならない

そうしないと、子どもは親を見くびって、何の努力もしなくなる。

●子どもがいくら悪いことをした日でも、ポイントを交換したいと言われたら、必ず応じること

貯まったポイントは、あなたが認めてきた子どもの努力の証しである。交換を拒否すると、そのあなた自身が子どもの努力を踏みにじることになる。

●「これができなかったら、ポイントを引いちゃうよ」と脅してはならない

●ほかのきょうだいがゲームをやりたがったら、ぜひ参加させよう

その際、ポイント設定の方針はきょうだいで公平にそろえること。また、〈喧嘩は一日何回まで〉と項目に掲げれば、子どもたちは喧嘩しないよう、うまくやっていくようになる。

## ゲームをわが子向けにアレンジしよう

このゲームは、もちろんこのままやっても効果はあるが、子どもの性格や家庭の事情にあわせてアレンジすれば、もっと高い効果が得られる。ごほうびカタログをつくる際に教育方針を反映させるのも、その一環である。あなたのアイデアはどんどんゲームに組みこんでいい。なぜなら、あなたの子どものことはあなたが一番よくわかっているからである。

また、ゲームを続けていると、子どもが問題を抱えた時にも気づきやすい。普通ならポイントが入る項目に空欄が続くなどするからだ。専門家に相談するにも説明しやすく、問題解決のきっかけになる。

## ゲームのまとめ

これで、ポイントゲームの進め方や注意点はすべて説明した。ルールは実に単純だ――子どもが項目を実行できたら一ポイントあげて、ポイントが貯まったら、ごほうびと交換してあげるだけ。しかし、このゲームは短期的・長期的に見てさまざまな効果をあげるようつくられている。ゲームの利点をまと

めると、以下のようになる。

- 子どもが努力を続けられる
- その努力を認めてあげられる
- 喧嘩やおしおきが減る
- 反抗が無意味だとわからせることができる
- 子どもが目標達成に向けて、自ら行動できる
- 子どもが目標達成への意欲を持つ
- 親子のコミュニケーションが取れる
- 子どもに社会生活に必要な価値観を身につけさせることができる

このゲームを始めると、親子のコミュニケーションが変わってくる。反抗や喧嘩、おしおきなど、それまで双方にとって何の益もなかった行動から、対話という有意義な形へと移行していき、親子関係も改善されるのだ。

さあ、ぜひお試しあれ！

## ◇――子どもの反抗にどうしても我慢できなくなったら？

ここまで述べたように、このポイントゲームを使えば、子どもの反抗はおさまり、問題が起こっても対話で解決できるようになっていくはずだ。しかし、時には子どもがあまりに激しく反抗して、手に負

えなくなることだってあるだろう。そうなってしまったら、子どもには罰を与えることも考えられる。

罰とは、心理学的に言うと、相手にとって〈好ましくない結果〉を示すことである。これにより、相手は自分の行動がいけないことだと学習する。しかし、その効果はまちまちだ。それに、せっかくゲームで親子のコミュニケーションを有意義なものにしたいのに、親が後悔するだけで効果のない罰を与えては、何の意味もない。ではどういった罰なら効果があるのか、従来のものはどうなのかを説明していきたい。

## 即効性と持続性のある罰

どうしても罰を与えたい場合に勧めているのは〈タイムアウト〉という方法だ。これは即効性も持続性もあり、正しく使えば効果がある。

### その１〈タイムアウト〉

これはゲームを中断して、子どもからポイント、ひいてはごほうびを得る機会を一時的に取りあげ、状況を変える手法である。子どもの反抗にどうしても怒りを抑えきれなくなったら、まずはこれを試してほしい。

具体的な方法としては、まず今いる部屋から、子どもを家の中の別な場所に隔離してしまう。場所としては、子どもにとって退屈な廊下や風呂場がよい。地下室やクロゼットといった暗くて怖い場所には絶対に入れないこと！　あるいは、逆に、あなたのほうがほかの落ち着ける部屋に鍵をかけてこもってもいい。

タイムアウトを始める前には、子どもに「このままだとタイムアウトに入るよ」と予告するのはかまわない。しかし、怒鳴ったり、長々とお説教をしたりはしないこと。

子どもを離しておく時間は五分でも、十五分でも、何分でもよいが、事前に決めておくこと。子どもが幼かったら、その時間は短めに。そして時間を計りはじめるのは、子どもの反抗が落ち着いてからにする。こうすることで、子どもは〈反抗を続けても、親の気を引けない〉と学習し、最終的には反抗そのものがなくなっていくのだ。

## 〈タイムアウト〉の注意点

〈タイムアウト〉を効果的に、また問題なく行なうためには、いくつか注意点がある。

**●最悪の結果を考えないようにすること**

多くの親が「子どもがドアを壊すとか、何か危ないことをするんじゃないか」などと考えてタイムアウトをためらうが、実際には、子どもがそこまで暴れることはめったにない。

**●高価な物や割れ物、置き物は事前に隠しておこう**

子どもが暴れたらほぼ間違いなく壊されるし、下手をしたら怪我をする。

●子どもを隔離する場所として、決してその子の部屋を使用しないこと

子ども部屋はおもちゃの宝庫だ。ここに入れてしまっては、逆に遊ぶ機会を与えてしまう。また、子どもによっては自分の部屋を〈おしおき部屋〉と認識してしまい、そこで過ごすのを嫌がったり、夜眠れなくなったりしてしまうこともある。

●始めたあとは、子どもがすぐに落ち着かなくても心配しないこと

子どもはあなたの気を引こうとますます反抗するかもしれない。だから、ひどい言葉が聞こえてきても驚かないこと。そういう場合、ラジオや音楽をかけたりして、耳に入らないようにするのも一手。

●タイムアウトを中断しないこと

子どもによっては、タイムアウトに入ってからも一、二時間、暴れつづけることがある。しかし、そこで罪悪感にさいなまれて、子どものそばに駆けよってしまったら、その場がおさまるだけで、また同じことを繰り返す。また、子どもは母親が相手だと、〈父親より甘い〉と思って余計に暴れる。だから、タイムアウトはなるべく母親だけでは行なわず、やる以上は最後までやること。

●終わりの時間が来たら、前の状態から仕切りなおす

タイムアウトを終了させる時間になったら、子どもが反抗を始める前の状態に戻そう。何かをするように言って、それがきっかけで反抗が始まったのであれば、それをきちんとやらせよう。

## その2　ごほうびやポイントの没収

子どもがどうしても反抗をやめないなら、すでにあげたごほうびを没収するのも手だ。これも即効性のある罰のひとつだ。ただし、何ポイントのものが没収されるか、事前に子どもと決めておく必要がある。さらに反抗がひどければ、もう一歩踏みこんで、貯まっているポイントを一部没収することも可能だ。こうすることで、子どもは自分の行動がいけないことだと理解するはずだ。しかし、あまり頻繁にやると、子どもがゲームへの意欲を失ってしまう恐れがあるので、お勧めはできない。

## 一時的な効果しかないもの――従来のおしおき

おしおきといえば、たとえばお尻を叩くとか平手打ちといった、実力行使によるものや、お小言やがみがみ怒るといった、いわゆる説教型のものが昔から行なわれている。これはいずれも、子どもの反抗に対して、体罰や説教で警告を与える手法である。おしおきをすれば、子どもはすぐに反抗をやめる。しかし、痛いからやめるだけで、行動の根本を変える効果はまったくない。それに、あまり頻繁に行なうと、今度は子どもがそれに慣れてしまって、一時的な効果すらなくなってしまう。そこで、おしおきは次の場合だけにしよう。

●乱暴やいたずらが度を越していて、実力行使以外に止める手だてがない時

### ●激しく暴れて、家具やガラス、あるいは刃物などで怪我をしそうな時

## 越えてはいけない一線を示すもの――脅し

これは、〈これ以上反抗を続けると、あなたがどういう行動に出るか〉を子どもに予告して、反抗をエスカレートさせない手法である。つまり、やってしまったことをしかる〈おしおき〉に対して、これからやろうとしていることを止める方法であり、越えてはいけない一線を示すものだ。これも、子どもは親の〈脅し〉に屈するだけで、根本的な解決ではない。しかも、あなたが脅しをかけたら、子どもはそれが本気なのか、いろいろ試して確かめようとする。そうなったら、あなたがその脅し文句の内容を実行しない限り、あなたの言うことを聞かなくなってしまう。だから、どうしてもこの手法を使いたければ、「言うとおりにしないと、牢屋に入れちゃうよ！」みたいな、実行できないことを脅し文句にしてはならない。

第15章

# よりよい人間関係のために

ジェラール・マクロン

著者はセラピストになった当初、熱心に行なっていた従来のやり方がうまくいかず、方針の転換を余儀なくされる。だが振りかえってみれば、早急な問題の解決にこだわっていたことこそが、セラピストならではの問題行動だったのだ。この経験を生かしたい。著者はその思いを胸に、世間一般に目を向けて、人間関係のトラブルにつながるさまざまな問題行動を取りあげる。著者がまとめた分析とアドバイスは、苦しむ人々の助けとなるだろう。

## ◇——医療の現場で教えられたこと

私が医学部で教わったことをひと言でまとめるとすれば、まさに「正確な診断を下し、痛みのもとを断ち、病状の完治、あるいは改善を図る」というその一点のみだった。だから研修医として現場に立ち、たとえば内科の病棟で末期の患者や重い障害を負った患者を任された時、私は自分の無力を思いしらされるばかりで、何ひとつできることがなかった。授業ではこうした場合の〈対処法〉を教わっていなかったからである。患者のほうだって、こんな研修医に担当されて、どれほど頼りなく思い、呆れていたことか。それでも私は、何かできることはないかと考えながら病室に通いつづけた。そして、ある時気づいたのだ。何ひとつできなくても、患者にとっては私がいるだけで十分なのだと。そばに座って患者の話にじっと耳を傾ける。あるいは互いに何もしゃべらず、手を握りあって静かに時を過ごす。本当にそれだけで、患者は心から喜んでくれた。私はこの時初めて、〈聞く〉ことの本当の意味を教わったのだ。

## 最善の方法があだになる時

数年後、私はセラピストとして働きはじめた。だが、ここでもやはり、授業で教わったことが役に立たないことを痛感した。私は相談者の苦しみを徹底的に取りのぞこうと必死だった。向精神薬を処方して、具体的なアドバイスを出して、精神分析では積極的に相談者の話を聞きだして……。それなのに、相談者の苦しみはおさまらず、たまにうまくいったとしてもまたすぐに症状がぶり返し、中には悪化するケースすら出てきたのである。それどころか、さらに悪いことに、相談者が私や薬に頼りきりになってしまったのだ。みんな私に問題を解決してもらうのを待つばかりで、自分ではまったく努力をしないのである。そうなってしまっては、問題の根本的な解決など望めるわけがないではないか？　では、私はどうするべきだったのだろう？

私は何もしなければよかったのだ。あの末期の患者を前にした時のように、黙って話を聞くだけでよかったのである。そうすれば、クリニックに来た相談者たちも、自分で考えながら話すことができ、頭の中を整理することができたのではないか。自分がどういう行動に走り、それがどういう結果を生んでいるのかも理解できて、次に何か起こった時には、自力で解決できるようになっていたかもしれないのだ。

これに気がついてから、私は相談者に対して何もしない方針に切りかえた。もちろんそれは、相談者の苦しみや絶望をほったらかしにするという意味ではない。私は相談者の話をじっくり聞くことで、相談者が自分自身を理解していけるよう支えつづけたのである。

## セラピストならではの問題行動

結局のところ、セラピーを始めたころの私は、相談者の苦しみを徹底的に取りのぞきたい、できるだけ早く楽にしてあげたいと思うあまり、教科書どおりに対応することしか頭になかったのだ。今思うと、あれはセラピストならではの問題行動であり、同時に、世間一般で「相手を助ける立場」にいる人間がおちいりやすい問題行動だったといえるだろう。

だが、社会全体を見わたせば、「相手を助ける立場」に限らず、世間にはさまざまな立場ごとに、あらゆる種類の問題行動がひしめいている。つまり、問題行動の分だけ、苦しんでいる人がいるはずなのだ。それならば、その人たちのために私の経験を生かせないか。正しい解決策がわかれば、私のように自分で問題行動に立ち向かえるのではないか。私はそう考え、執筆を依頼されたこの機会に、より一般的な、人間関係のトラブルにつながる問題行動を、本書で取りあげることを思いついたのである。

もちろん、人間関係のトラブルにつながる問題行動も、立場の違いによって話は複雑に変わってくる。私はこれを三つの立場に分類した。まず「あなたが相手に助けられる立場」、次は「あなたが相手とうまく付き合っていくことを求められる立場」、最後は「あなたが相手を助ける立場」である。このパターンごとに、各種の問題行動が起こる理由や注意点、解決策を解説していく。

## ◈――よりよい人間関係のために

ここからは、私がクリニックや日常生活で目にしたさまざまな問題行動を、先にあげた三つのパターンに分けて解説する。

### パターン1　あなたが相手に助けられる立場

あなた自身が相手に助けを求めなければならない場合。このパターンには、次のような問題行動がある。

#### ●話すべき時に黙る

たとえば「勤務先でリストラにあったことが、家族にどうしても言えない」などの、「告白すべきことを言わない」という行為は、「すでに危機的状況にある事態を、さらに悪化させたくない」という理由で起こる。あなたはそのために、嘘をついたりごまかしたりして、真実を隠そうとするかもしれない。だが、告白を避けていても、何かがおかしいことは相手に伝わってしまうものだ。そうなれば相手はあなたに不信感を覚え、今度はあなたの本心からの言葉さえも信用されなくなるだろう。または、家族の間に触れてはいけない話題ができるかもしれない。これでは誰もが自分の殻に閉じこもってしまい、まるで他人と暮らしているようになるのではないか。

〈自分の限界を認めよう〉

完全に行きづまる前に自分の限界を認めること。そうすれば、相手にも真実を打ち明けやすくなる。もちろん、黙っていたことを相手のせいにしてはいけないし、相手に問題の責任を押しつけてもいけない。あなたは状況をそのまま報告すればいいのだ。それが事態の改善に向けた出発点となる。

## パターン2　あなたが相手とうまく付き合っていくことを求められる立場

あなたが付き合い方を変えることが問題の解決につながる場合。このパターンの問題行動としては、次の四つをあげておこう。

### ●必要のないことまですべて話す、すべて聞きたがる

世間には、「話すべき時に黙る」という行為とは反対に、「とにかくすべてを話したがる」「すべてを聞きたがる」という行為もある。たとえば重い秘密のある家庭で育った人や、両親をあまり信頼できなかった人。こうした人々は、もちろん全員ではないが、自分の過去の反動から、隠し事や秘密を持つこ

とを極端に恐れ、親しい人、特に自分の子どもとすべてを打ち明けあって、いっさいの隠し事がない関係を求めたがるのである。

ところがそんな態度で接していると、相手の心を土足で踏みにじるばかりか、自分が言ったことが相手にどう受けとめられ、どんな影響を与えるのかが想像できなくなってしまう。相手が自分の子どもであった場合は、完全に遠慮がなくなり、まるで自分の分身であるかのように扱ってしまうのだ。

**〈時には何も言わない、何も聞かないことが大切であることを学ぼう〉**

相手にすべてを話したい、相手からすべてを聞きたいと思っても、少し考えることを覚えよう。そうすればコミュニケーションの行きすぎが抑えられて、お互いの領域を尊重することができる。あなたと相手の境界線が見えてくれれば、お互いが別々の人格を持つ対等な存在であることがわかるだろう。

### ●言いたいことを我慢する

次は、「言いたいことを我慢する」という行為。恋人や友だちに文句があっても、相手に言わず、自分の胸にとどめてしまうことはわりとよくある話ではないか。このように、意見の対立を避けるのは、「気まずくなりたくない」から、あるいは「相手の反応が怖い」からだ。

確かに、黙っていれば喧嘩になることもなく、表面上は穏やかな関係が続けられるだろう。だが我慢ばかりしていると、心に〈恨み〉〈ねたみ〉〈怒り〉〈苦しみ〉を植えつけることになり、やがては被害者意識が芽生えて、対等な関係が失われてしまうのだ。あるいは相手の言うことを何でも聞かなければならないと思いこんで、相手の言動を際限なく許すことになりかねない。

あなたも、人にはそれぞれ自分の意見があるとわかっているはずだ。だが意見を交換せずに黙っているということは、結局、違う意見があることを認めず、意見が違う人とは付き合えないと宣言しているのも同然なのである。

〈対立を恐れず、その都度問題に取りかかろう〉

意見が違ったら、その都度話をしよう。多少の喧嘩になってもかまわないではないか。喧嘩はお互いの個性を認め、相手と対等の関係にあるという証しなのだから。

## ●相手の願望を先回りしてかなえようとする

三つ目の問題行動は、相手のためを思って、余計なお世話をしてしまうことである。私たちは、願いはかなえるためにあるものだと思いこむ傾向がある。だから、努力しているのにその願いがかなわないと、不公平だと感じるのだ。たとえば、それが親子の間ならば、子どもが願いをかなえられずにがっかりする姿を見たくないからと、子どもの願望を先回りしてすべてかなえようとする親も現われる。それは子どものためといえるのだろうか？

そもそも、それは本当に相手が願っていることなのだろうか？　本当のところ、自分以外の誰かの考えが正確にわかることなどありえない。それなのに、相手に確認せずに先走って行動することは、自分の考えを押しつけることにほかならない。それに、先回りして何でもやってあげているうちに、相手がそれに慣れてしまい、やがては相手の意欲や想像力、そして自主性まで奪うことになるのだ。

もちろんあなただって、願いを口にすることはあるだろう。だがそれは、そんな願いがあることを知ってほしいだけではないか？

〈相手の願望を全部かなえようとするのはやめよう〉

相手が願望をかなえられるよう、あなたが走りまわる必要はない。相手が自分の力でできるように、ただ見守っていればいい。あなたがすべてしてあげなくても、それで相手との仲が悪くなることはないのだ。

## ●自分を捨てて人に尽くす

パターン2の最後の問題行動は、「自分勝手だと思われたくない」ために、「自分のあらゆる欲求を押し殺して愛する人に尽くす」という行為だ。たとえば、相手を幸せにするためなら、自分なんてどうなってもいいと考える。あなたはそんな考えに取りつかれていないだろうか？

だが、たいていの場合、そういった行動の裏に、自分に自信がないことと、自分の権利を主張できないでいることを隠しているだけなのである。あるいは、相手をとおして自分の希望をかなえているだけなのだ。では、相手はそれをどんなふうに感じるだろうか？

column 20

### あえて自分を出してみる

あなたは〈自分を出す〉ということに少し臆病になってはいないだろうか？　確かに、自分の望みをかなえるために、相手を踏みつけにするのはよくないことだ。しかし、だからといって、自分をまったく出さずに相手の言いなりになっているばかりでは、自分が辛くなるいっぽうではないか。あなただって自分の気持ちを主張していいのだ。腹が立つことを言われたら、少しは怒ってみせよう。あなたの都合も聞かず、あなたの予定を邪魔する長電話は、断わってしまっていいのだ。できることから少しずつ自分を出してみよう。そうすればもっと楽に生きられるようになるはずだ。

たとえば、子どものためだといって離婚を思いとどまり、愛情のない結婚生活を続けている母親がいるとする。その子どもは大人になった時に、母親の人生を台無しにした〈罪悪感〉を抱くかもしれない。また、その〈罪悪感〉を打ちけすために、それまでの母親の献身をばかにしたり、献身の裏に〈押しつけ〉や〈支配〉を感じて、母親を憎むようになるかもしれない。そんなことになったら、お互いがどれほど不幸なことだろう。

**〈自分のために行動しよう〉**

人に尽くすのではなく、自分のために行動しよう。あなたは自分がやりたいことを見つけ、そのためだけに行動すればいいのだ。相手のことは相手に任せておけばいいのである。

## パターン3　あなたが相手を助ける立場

最後は、問題を抱えている相手をあなたが助ける立場にいる場合である。私の経験はここに当てはまるが、この場合の問題行動をひとつだけあげておこう。

column 21

### ❖ 相手の苦しみを受け入れる ❖

あなたの大切な人が苦しんでいる時、あなたはその人を助けたくて、苦しみを消すことに必死になってしまうかもしれない。だがそれが簡単でないことは、誰もが気がついていることだ。それなのに、無理に苦しみを消す努力を続けてしまえば、たとえば自分の忠告を聞かないといって相手を恨んだり、あるいは自分は役に立たないからと、相手から離れてしまうことにもなりかねない。あなたはその人のそばにいて、話を聞いてあげるだけで十分なのだ。それだけで相手の心は癒やされることを覚えていてほしい。

●相手の不幸を消去したがる

誰もが幸せになるために必死に努力している。だからまわりの誰かが苦しんでいれば、できるだけ早くその〈苦しみ〉を取りのぞいてあげたくて、落ち着く薬を飲ませたり、気晴らしに誘ったりと、不幸をなかったことにする方法を考える。

もちろん、起こった不幸を消せるわけがないことは、私たちが一番よくわかっているはずだ。たとえば大切な人を失った時に悲しむことは、故人に対するたったひとつの愛情表現ではないか。それすら取りあげられてしまったら、その人は行き場のない悲しみに押しつぶされ、さらに苦しむことになるだろう。

〈共感しながら相手の話を聞こう〉

苦しむ人を前にしたら、まずはじっくりと相手の話を聞こう――助言したり、悪かった点を指摘したりすることなく、小さなことも漏らさずに、辛抱強く。これが〈共感しながら相手の話を聞く〉ということだ。苦しみから立ちなおることは本人にしかできない。あなたは話を聞くだけで十分なのである。

## ◇――最後に

世間にはたくさんの問題行動があり、私たちの誰もが、その当事者になる可能性がある。今、何らかの問題を抱えている人はもちろんのこと、何もない人でも、実例を知っておけば、実際にその立場に立った時に、私のような失敗をせずに、うまく対処できるかもしれない。それが当事者の立場になるか、相手の立場になるかはわからない。だが、よりよい人間関係のためにこれらの例が役立つことがあれば、これほど嬉しいことはない。

# 第16章 人生を楽しみ、自分らしく生きるための五つの方法

フレデリック・ファンジェ

人にはさまざまな欠点がある。たとえば、怒りや悲しみなどの負の感情にとらわれ、嫌な思いをすることは、誰にでもあるのではないだろうか？　そんな時は考える角度を少しだけ変えてみよう。そうすれば人生は楽しいものになるはずだ。また、自分の弱点を隠さず、気持ちを正直に話すのは難しい。だが、そうすることによって、人から助けを得ることができ、相手との関係を深めることができる。

この章では、そうした「日々の生活をより自分らしく楽しむための方法」を、著者が体験したエピソードをまじえながら紹介しよう。

## ――物事のプラスの面を見る

ある晩、私は海辺のレストランにふたりの女友だちを招待した。ボーイの感じもよく、窓から見える景色も店内の雰囲気も最高だった。私たちは、ボーイに新鮮な魚を勧められ、スズキを一匹焼いてもら

うことにした。一・五キロのものを勧められたが、それほど大きなものは食べられない。もう少し小さいものがあるか確認するよう、私はボーイに頼んだ。

　ボーイは店の奥に確認にいき、戻ってくると丁寧な口調でこう言った。「申しわけありません。一番小さなもので一・五キロになります」。対応も悪くなく、友人たちにおいしい料理を楽しんでもらおうという思いもあり、私はそれを注文した。続いて前菜を勧められたが、メインを楽しみにしている旨を伝えて断わると、ボーイはこんなことを口にした。「だいぶお待ちいただくかと思いますが……」。これには少し驚いた。スズキを焼くのにそれほど時間はかからない。ボーイはさらに続けた。「前菜をひとつかふたつ召しあがっていただくと、お時間もさほど気にならないかと思いますが……」

　その言葉にどこか釈然としない気持ちはあったが、友人たちに食事を楽しんでもらいたいという気持ちから、私は前菜をオーダーした。そして、前菜を食べはじめてから二十分後、同じボーイがやってきて、皿を片づけながら、こう言った。「メインのほうを焼きはじめてもよろしいでしょうか？」

　この言葉に私はむっとした。前菜を勧めた時の口ぶりからすれば、スズキはすでに焼きはじめていなければならないはずだが、まだ焼いていなかったのだ。スズキはそれからわずか数分で運ばれてきた。皿の上のスズキはとても小さく見えた。「これに一・五キロ分の料金を払うのか」ボーイへの不信感から、一瞬、そんな思いが浮かんだ。だが、私はそれを口にはしなかった。あとから考えてみると、それでよかったのだと思う。

　というのも、スズキはこの上なくおいしかったし、海に面した店の雰囲気も最高で、友人たちとの会話も弾み、とても楽しい夜だったことに間違いはなかったからだ。

## 本当に大切なこと

この話の教訓はいったい何なのだろう。それは、物事のマイナスの面ではなくプラスの面に目を向けようということだ。不要なオーダーをさせられたことや魚の値段のことばかりに気を取られていたら、せっかくの楽しい夜が台無しになる。それよりも、月明かりの美しい夜に友人たちと楽しい時間を過ごせてよかったと思うことだ。それは間違いなくお金には換えられない価値がある。私の場合はスズキのことが気になって、素敵な夜をちょっぴりだめにしてしまったが、たとえ思いどおりにならないことが多少あったとしても、リラックスしてその場のプラスの面を楽しむようにしよう。そうすれば、それは楽しかった思い出としていつまでも心に残るのだから。

## ◈――他人の行動を悪意と取らない

次も心の持ち方の問題だ。実は、私にはある問題があった。それは旅行に出かける時、妻があらかじめ決めていた出発時間を守らず、いつまでもほかの用事をしていることに対し、毎回怒りを爆発させてしまうことだった。自分の感情をコントロールできずに、妻をひたすら責めてしまうのだ。私は妻を待ちながら、よくこう思っていた。「妻には計画性がない。妻は約束の時間に遅れてもかまわないと思っている。私との旅行よりもほかのことを優先させる……」。そして私は妻に向かって、際限なく非難の言葉を浴びせてしまうのだった。

## 怒りの感情をコントロールする

私はこの問題を解決するために、まず、妻が意図的に私を待たせているわけではないと考えるようにした。そうすることで、妻を待つ間の私の心の中の言葉はこのように変化した。「妻は何よりも私との旅行を優先させたいと思っているが、仕事が忙しいのだ。大切なのは今夜、私たちが一緒に出発するということで、時間の遅れはそれほど重大なことではない」

このように考えることで、今は込みあげてくる怒りもコントロールできるようになった。あいかわらず相手の非を責めてしまうこともあるが、怒りを爆発させることはなくなった。自分の気持ちひとつで相手との関係はよくも悪くもなる。相手の気持ちを理解し尊重することで、私は家族や友人との関係はもちろん、職場での人間関係も深めることができるようになったのだ。

## ◈――つまらない隠しだてをしない

次は、後ろめたさのために、嘘をついてしまった経験をお話ししよう。私は今までに何冊かの本を書いており、その中で、実際にセラピーに訪れた相談者たちの例を紹介している。もちろん、名前や年齢、職業、性別にいたるまで変え、本人が特定されることがないよう、十分に気を配っている。そんなある日、以前からセラピーに通院している相談者がやってきた。その人は、私の新刊書を鞄から取り出すと、こう言った。「この本の中に私のことが書いてありますね」

このひと言に私はひどく動揺した。本人に何の断わりもなく、その人の症例を公の目にさらしてしまった後ろめたさから、私はすぐさまそれを否定した。「違います。それはあなたではありません……」。だが、その人の言葉は揺らぐことがなかった。「いいえ、これは私です。私の子どもたちのことが書いてあるのでわかりました」。私はさらに動揺し、しどろもどろになりながら否定の言葉を重ねた。「ご承知のとおり、多くの相談者の方の症例があるわけでして、それには似たようなものもありますし……」。だが、否定すればするほどに歯切れは悪くなり、その言葉には真実味がまったくなくなっていた。

## 歯切れのよい言葉こそ相手の求める答え

今の私なら、正直にこう答えるだろう。「おっしゃるとおり、それはあなたです。多くの人があなたと同じような悩みを抱えていると思い、本の中で紹介しました。しかし本が発売される前に、そのことをお伝えするべきでした。本当に申しわけありませんでした」。これこそその人の求めている答えだったはずだ。というのも、これはあとでわかったことだが、その人は本の中で自分のことが紹介されたことを喜んでくれていたのだ。そのことを知った時、私の心がどれほど軽くなったかは言うまでもない。

相手に責められることを避けようとして言葉を濁せば、相手からの信頼を失うこともある。自分に非があれば、まずそれを認めよう。そして誠実に相手と向きあって、素直な言葉で話をしよう。

## ◈――完璧でないことによって、より人間味が増す

一般医として勤務しはじめたころのことだ。私には薬を処方する際、とても困ったことがあった。それは適切な薬の分量を暗記していないということだった。当時は、患者さんの前で薬のことを本で確認するような行為は医師として信頼されないと言われていたため、私は頭を抱えた。しかし、いくら考えたところで自分ではどうすることもできない。私は仕方なく、薬の分量が思い出せないことを患者さんに打ち明けた。「すみません、処方する薬の分量が思い出せません。少しお時間を頂いて、本で確認してもいいでしょうか」。すると意外なことに、その患者さんは嫌な顔ひとつせずにそれを了承してくれたのだ。

今では、勉強不足でわからないことは、はっきりとそう言えるようになった。それは隠すようなことではないということを、今までの経験から学んだからだ。

### 不完全さが人と人を近づける

相手を信頼し、正直に自分の欠点を相手に見せることによって、人とのつながりは人間味のある温かいものとなる。不完全な部分が人と人を近づけるのだ。私の場合で言えば、薬の分量が思い出せないことを打ち明け、本で確認して間違いを防ぐ行為に対して、多くの患者さんたちが親しみを感じてくれた

のだ。

その後も私は薬の分量を覚えられず、同じことがたびたび起こったが、精神科医になってからは、このことがかえってよい作用を及ぼしていると思う。というのも、相談者たちが私にこんな言葉をかけてくれるからだ。「全部を暗記するなんて無理ですよ。先生の仕事は私たちの心の問題の相談に乗ることで、薬の分量を覚えることじゃない。欠点なんて誰にでもあるものです。先生にもそんな足りない部分があると知って、私たちは安心するんです」。こうして、相談者たちと私との距離は以前よりも縮まっていったのだ。

精神科医も完璧ではないと知ることで、相談者たちは心の悩みをより打ち明けやすくなる。自分の不完全な部分を見せることは決してマイナスなどではなく、むしろプラスの作用を及ぼすことさえあるのだ。

次のエピソードでもその例をご紹介しよう。

## ◈——弱点をさらけ出せば、不可能が可能になる

私がまだ医学生だったころのことである。英語が大の苦手だった私に困難な状況が訪れた。国際的な精神医学会で、苦手な英語を使って発表しなければならなくなったのだ。だが、大勢の人を前にして英語で質疑応答をするなどということは、どう考えても私には無理だった。どうすればいいかと散々悩んだすえに、私はスライドを山ほど用意した。そして、質疑応答の時間もふくめた制限時間いっぱいまで

そのスライドを使って発表を続け、わざと質問を受けられないようにしたのだ。

## 公の場で自分の弱点を伝える

だが、今の私は公の場で発表をすることにまったく不安を感じない。それは、自分にできないことを相手に伝える習慣が身についたからだ。英語で発表をする時、私はまずこんな言葉から始める。「恐縮ですが、私は英語が不得意なため、ご質問にうまく答えられないかもしれません。ゆっくりお話しいただくか、どなたかフランス語に通訳していただくことをお願い申しあげます」

## 弱みを見せよう

困った時は相手にそのことを伝え、助けを求めよう。誰しも苦手なことはあるものだ。こちらの欠点を知ることで相手もリラックスできるし、また、相手もこちらに手を貸すことで、人の役に立つ喜びを感じることができる。自分の弱い部分を見せることができるようになれば、自分の心は軽くなる。そう言えるのは私自身、それを実践してきたことで、あらゆる場面においてストレスを感じなくなったからだ。公の場で落ち着いて話すことができるようになるにつれて、私は学会でも少しずつ認められるようになってきた。そのような幸運も、ひとえに自分の弱点を認め、相手に隠さず伝えるという訓練の賜物《たまもの》といえるだろう。

## ◈——常に心がけていること

これまで五つのエピソードをとおして、自分らしくいることで余計なストレスを減らすことができ、人との関係性もよりよいものになるということをお伝えしてきた。そして、その具体的な方法が、物の見方や心のあり方を変えるということ、そして自分の欠点を相手に見せるということだった。

この時に、私には常に心がけていることがある。

ひとつは体力的にも精神的にも無理をしないということだ。私は、自分の限界以上に自分を追いこまないようにしている。たとえば、自宅からあまりにも遠い場所で行なわれたり、ひどく疲れてしまいそうな会議は断わるし、自分の仕事で手いっぱいという時は新たな仕事は受けないようにする。これも自分にできないことを相手に伝えるのと同じ習慣のひとつだ。このようにして心と身体に感じるストレスから身を守ることで、私は人に対してよりオープンに接することができるようになり、さまざまな人と上手に付き合えるようになった。

もうひとつは、自分の弱点を認める時に自己評価を下げないということだ。自分の弱点を認める時、私たちはつい「自分はだめだ」と思ってしまう。だが、そんな必要はない。ありのままの自分を受け入れればいいのだ。または、弱点に気づいたら、それをプラスに変える考え方をすればいい。

私にもたくさんの弱点がある。たとえば私は日曜大工が下手だし、シャワーを浴びながらひとり言をつぶやいていることにふと気づき、おかしなことをしていると感じる。こうしたことはありのままの自分としてそのまま受け入れればいい。また、セラピーをしていると、どうしても気がめいってくることがあるが、そういう時は「自分の睡眠不足が原因であり、あなたのせいではない」ということを相手に伝えれば問題はない。ほかにもセラピーの間に、相談者に自分の心配事などを打ち明けてしまうこともあるし、相談者よりも私のほうが話しすぎてしまい、あとで「失敗した」と思うこともある。だが、多くの相談者が私の思いがけない面に触れて喜んでくれるので、これも相談者と私の距離を縮めるというプラスの結果をもたらすものだと考えるようにしている。

## ◇——おわりに

心の内を率直に相手に話すことによって、私たちは自分をよりよく表現できるようになる。そして、何より、それまで心の中で縛りつけられていた自分を解きはなつことができるのだ。ありのままの自分を受け入れることで、私たちは自分らしくいることができる。自分の強い部分も弱い部分もそのまま受け入れ、それを相手に見せることによって、あなたの心の中で何かが少しずつ変わっていくだろう。そしてそれは、職場やプライベートにおいて人間関係をより深め、親密なものにしていくきっかけとなるはずである。

これはある意味で、〈自己主張をする〉ということである。〈自己主張〉とは、自分の意見を押しとおすことではない。自分の心に率直になり、自分の気持ちや考えをありのままに相手に伝えようとすることなのだ。なお、この〈自己主張〉については、巻末にあげた「参考図書」も参照していただきたい。

第17章

# 完璧な親でなくていい

ベアトリス・ミレートル

児童精神科医であり、娘を育てる母親でもある著者は、「子どもがご専門なら、子育ては完璧でしょう」と言われるたび、こそばゆい思いをするという。その著者が自分と同じように子育てに悪戦苦闘している読者のヒントになるように、診察をとおして出会ったさまざまな親子のケースを紹介しながら、率直なアドバイスを送る。

## わたしは完璧な母親じゃない

「先生は、子育てで悩んだことなんかないでしょう？　だって、子どもの専門家ですもの」

これはある日、息子のことで悩んで診察に訪れた女性に言われた言葉だ。わたしが児童精神科医というだけで、この女性のように考える人は少なくないし、医者として信頼されていると思えば悪い気はしない。だが、とんでもない、わたしは完璧な母親などではない。そればかりか、自分の娘にどのように接したらよいかわからず、不安になったり、いらいらしたりすることもある。

そんな時、以前はよくほかの精神科医の著書を開き、娘の問題に当てはまりそうな答えを探したものだ。そして、そこで見つけた答えを、実際に試してみたこともあった。しかし、そんなことをしても、うまくいった試しはなかった。理由は明白だ。それはただ本に書いてあることをそのまま真似てみただけで、娘のことを本当には見ていなかったからだ。考えてみれば、娘のことを一番よく知っているのは、その本の著者ではなく、このわたしだ。だから、わたしは自分の娘がどのように毎日を送っているのか、あるいは娘に必要なものは何か、そういったことをその本の著者よりも知っている。また、わたしが娘に教えたいことも、娘とどのように過ごしたいかも、その本の著者は知らない。だったら、本の中にわが子に対する即効的な答えを期待しても、裏切られるのは当然だ。

では、そういった時、わたしはどうしたらよかったのだろう？　その答えは簡単だ。自戒の念を込めて言うと、ひとまず本を閉じて、もっと娘に寄りそってみればよかったのである。

みなさんも思いおこしてほしい。人間は大昔から、困難に直面しても、それを自力で克服してきたということを。もちろん、程度の差はあるし、他人からの助言がいっさい必要ないと言うつもりはない。でも、親には自力で子育てをやり遂げる力が備わっているのだ。わたしが言いたいのはこれに尽きる。本章では、それについて実例をまじえてお伝えしたい。

## 自分の子どもをよく見よう

わたしたち精神科医は助言することはできるが、それが自分の子どもに当てはまるかどうかを知っているのは、親だけである。ところが、親は子どもの問題で悩むと、そのことを忘れがちになる。わたしのもとにやってくる親御さんにもそういう例がある。

典型的なのが、ジャン＝イヴ夫妻だ。ふたりには生後三か月の娘ルイーズがいて、ある晩夜泣きを始めたそうだ。ところが、いっこうに泣きやむ気配がなく、途方に暮れたふたりは救急の医療相談サービスに電話した。すると、担当者にこう教えられたのだ。

「お嬢ちゃんは、お腹が空いているんでしょう」

笑うことなかれ、誰にでも起こりうる話だ。ふたりは、「ミルクを百五十ミリリットル与えなさい」という小児科医の指示を忠実に守っていただけなのだから。ただ、数字に気を取られて、肝心のわが子のお腹の空き具合を見てやらなかったのだ。

もう一例、やはり生後三か月の息子を持つジュリーの話も紹介しよう。ジュリーは、こう訴えてきた。

「息子のアレクシは毎晩、ベッドに寝かせると泣きだすんですよ。抱きあげれば、すぐに泣きやむんだけど、寝かせると、また泣いて……」

わたしは、「それなら、抱っこして寝かしつけたら？」と提案したのだが、ジュリーは驚いたように答えた。

「えっ、そんなことしていいんですか？　抱っこして寝かしつけたり、添い寝したりするのはよくないんだって思ってました。だったら、泣かせておくほうがいいのだとばかり……」

ジュリーは、「～すべき」とか「～してはいけない」という巷《ちまた》にあふれている育児のハウツーにとらわれるあまり、息子の訴えを聞こうとしなかったのだ。

このふたつの例では、親は育児の知識や他者の意見に振りまわされて、目の前にいるわが子の様子に注意を払っていなかった。ルイーズにしろアレクシにしろ、赤ちゃんは具合の悪さや痛みなど不快であることを訴えるために泣く。それ以外には訴えるすべを持たないからだ。だから、子どもが泣きだしたら、親はまず、この子はどうして泣きだしたのだろう、と考えるべきだったのだ。

大切なのは、普段からわが子をよく観察することだ。どんな行動をするのか、何が好きで何が嫌いか、そういった子どもの日常を把握しておくこと。そうすれば、子どもが泣きだした時、理由や原因を推測できるはずだ。そうやって、子どものそばにいて、子どもを理解してやれるのは親だけなのだ。

## 子どもの発する信号を見逃さない

子どもは泣く以外にも何らかの信号を発していることがある。泣くのと同様、子ども自身はそれを意識して発しているわけではないので、親は子どもの行動を注意深く観察して、子どもの状態を察してやらなければならない。

たとえば、ダヴィッドの父親はこう訴えてきた。

「息子に瓶入りのベビーフードを食べさせようとしたんですが、どうしても吐きだしてしまうんです」

それは絶対に食べさせなくてはいけないものなのかと尋ねると、「ええ、まあ……。ただ、ダヴィッドは今週ずっと熱っぽくて食欲がないんです」と言うではないか。おまけに母親も、「ダヴィッドはそのベビーフードが嫌いみたいです」と言う。だったら、無理に食べさせる必要はない。体調が回復すれば食べるかもしれないし、それでも嫌がれば、別の離乳食を試せばいいのだ。

では、八歳のクレマンの場合はどうだろう？　両親は、息子が宿題をしないと言って相談にきた。「新学期が始まったばかりのころは、ちゃんとやっていたんです。だけど、日がたつにつれて、だらだらするようになってしまって……」

これは疲れている子どもによくあることだ。決して怠けているわけではない。とすれば、しかっても仕方ない。だから、わたしのアドバイスはこうだ。

「クレマンが宿題をしないであくびをしたり、ぼーっとしたりしていても、しからないでください。むしろ、そういう時は、学校を休ませてでも、疲れを取って元気になるようにしてあげましょう」

しかるだけでは解決しない例はいくらでもある。カロリーヌの母親はある晩、本棚の本がすべて床に散乱していることに気づき、怒りだした。すると、その声に気づいたカロリーヌがやってきて、一緒に片づけはじめた。だが、数日後、また同じことが起こった。そこで、本を散らかした理由をカロリーヌに聞いてみると、カロリーヌは、「読みたい本を探してたら、いつの間にか散らかっちゃった」と答えたという。つまり、カロリーヌはわざと本を散らかしたのではなかったのだ。それならば事は簡単。本を探したあとは母親と一緒に片づけをするようにカロリーヌに約束させて、問題は解決した。

このように、子どもがいつもと違った行動を取る時は、必ず理由や原因があるものだ。また、子どもの問題行動は、親が声を荒らげれば、一時的におさまるかもしれない。でも、それでは子どもはまた同じことを繰り返す。だから、子どもが問題行動を起こしたら、理由がわからないままただ怒っても意味がないことを肝に銘じて、その原因を探る努力をしてほしい。

## まだ子どものだから

そうはいっても、時にはわが子の扱いに手こずることもあるだろう。そんな時は、とにかく、「まだ子どもなのだから」と考えることである。そして、子どもの様子をよく観察し、子どものよい点をのばし悪い点を減らしていくとよい。そうすれば、ほとんどの場合、子どもはちゃんと成長していくものだ。思い出してほしい。わたしたち大人はみんな、かつて未熟な子どもだったのだ。あなたのまわりを見まわしてみよう。あなた自身、兄弟姉妹、友だち……みんな、わがままだったり、大人から行儀が悪いと言われていたり、勉強嫌いだったりしたのではないか？　それがどうだろう。今や、みんな立派な大人になっているのではないだろうか。だから、子どもが多少悪さをしても、むやみに心配することはないのだ。

## 子どもにとって大事なことは何か

ところで、子育てにおける親の役割は何だろうか？　わたしは、「子どもが自分の生きている世界を理解し、その中で自分自身で生きる力をつけていく、その手助けをしてやること」だと考えている。その際に大切なのは、親の生活や価値観、理想などを考えあわせながら、子どもの成長に沿って与えるものを選ぶことだ。といっても、親の都合に子どもをあわせろ、ということではない。親の立場で「子どもにとって大事なこと」を考える、ということだ。したがって、場合によっては、親のほうが自分自身を抑えることも覚悟してほしい。

リュシーの父親のケースを見てみよう。リュシーは四歳、友だちができて、お互いの家を行き来するようになる年ごろだ。ところが父親は娘の友だちを家に呼びたくないのだという。

「だって、あの子たちときたら……我慢できませんよ。まるで、野蛮人に襲撃されてるのかって騒ぎなんですから」

おやおや。四歳の子どもとはそういうものだ。だからこそ、友だち付き合いの中で集団生活のルールを学び、社会性を身につける必要があるのだ。そのためには、お父さんにも少し我慢してもらわなくてはならない。それに、ゲームやぬり絵など子どもが夢中になる遊びを準備しておけば、行儀の悪い子どもたちが家中を走りまわる事態は避けられるはずだ。

次はリュカの両親の話。ふたりは、子どもたちに大人気のあるアニメシリーズを嫌い、息子が見ることを禁じた。ところが、間もなく息子が友だちの中で浮いてしまっていることに気づいた。当然と言えば当然だ。ほかの子どもたちがそのアニメの話で盛りあがっている時、リュカは参加できないのだから。幸い、友人や知りあいがこのアニメのＤＶＤやゲームをプレゼントしてくれて、リュカはまた友だちの輪に入れたのだが、この一件で、両親は自分たちがよいと思うことが子どもに最善とは限らないことに思いいたった。そこで、それからは息子の望みも聞きいれるようになった。

もう一例、グザヴィエとその幼い息子のケースも紹介しよう。グザヴィエは息子が自分になつかないと相談にきたのだが、よく話を聞くと、グザヴィエもあまり息子をかまってやっていなかった。というのも、グザヴィエは仕事に追われ、毎晩、帰宅するころには息子は眠っていたのだ。それなら、せめて休暇の時に息子と過ごす時間を取ればよかった。

しかし、バカンスになると、グザヴィエは息子をサマースクールに参加させ、自分は妻と旅行に出かけてしまっていた。幼い息子はここでもパパと過ごす時間を奪われてしまったのだ。これでは父子の気持ちはすれ違うばかりだ。仕事なんだから仕方ないという人も多いだろうが、いくら忙しくても、その気さえあれば、子どもと過ごす時間は見つけられる。たとえば、ベビーキャリアを背負《せお》って旅行に出てもいいし、ベビーカーを押しながら近所を散歩するだけでもいいのだ。

## 親がすべきこと

親子の間では、親が子どもに対し権力を持ち、それに子どもが従っている。そして、その関係の中で、親が子どもをしつけ教育する。だが、それは〈軍隊〉の服従とはまったく違う。なぜなら、親が子どもに命令するのは、子どもを盲目的に従わせるためではないからだ。親の命令や指示は、子どもを守り、子どもが生きていく力をつける手助けをすることが目的だ。そして、子どもたちが必要とするのは、自分たちが生きている世界を理解し、生きていく上で困難に直面した時や、どの道に進んだらよいか迷った時に、自分の取るべき道を選ぶための指標や基準である。だから、子どもが悪さをしたら、どんな行動が好ましく、どんな行動はよくないかを教えてやるとよい。大切なのは、子ども自身が考え、判断できる力を養ってやることだ。

それでも、子どもの悪さが過ぎると、時には自分の子どもがかわいくないと思うことがあるかもしれない。でも、かわいくないのは、子どもの一過性の行動や態度であって、子どもに対する愛情自体は決して揺らいではいないはずだ。なぜなら、あなたの子どもは、あなたにとって、世界一素晴らしく、かけがえのない存在なのだから。

ただし、いくら子どもがかわいくても、またわが子を信頼しているとしても、子どもにすべてを任せてはいけない。一例をあげる。ポールは幼い息子をプールサイドに放っておいた。息子は転がるボールを追いかけてプールに落ち、危うくおぼれるところだった。ポールは「水を怖がらないように訓練していた」と嘯ぶいたが、とんでもない話だ。子どもにできることとできないことを、まったくわかっていない。子どもができることとできないことを見きわめ、していいことと、してはいけないことを決めるのは、親の果たすべき責任なのだ。

## 子どもの成長を手助けする

親が子どもにしてやれることをもう少し、具体的に説明しよう。ジュリアンのケースだ。三歳のころ、ジュリアンは家族で海に遊びにいった。砂浜にはたくさんの子どもたちがいて、ジュリアンも近くにいる子どもたちのところへ寄っていった。ところが近くまで行くと立ちどまり、相手をただじっと見つめていて、しばらくすると、とぼとぼと戻ってくる。親が「遊んでおいで」と言うと、またとことこ駆けていくが、やがてまた戻ってくる。ジュリアンは子どもたちに何と言っていいかわからず、遊びの輪に入れなかったのだ。それに気づいた母親はこうジュリアンに教えてやった。

「お友だちと遊びたかったら、〈こんにちは、一緒に遊ぼう！〉って言うのよ」

それ以来、ジュリアンは自分から友だちを誘って遊べるようになった。友だちをつくるということは、子どもにとって何よりも大切なことなのだ。ジュリアンのような三歳児だけでなく、学校に入ってからも友だちがいるということが学校生活をスムーズに送るひとつの鍵となる。

そこで、親御さんたちにぜひしてほしいのが、子どもの友だちづくりの手助けである。まず、友だちに声をかけることを子どもに覚えさせること。そして、友だちと遊べるゲームを教えたり、友だちを家に呼んだり、学校行事などに積極的に参加させたりすること。習い事やスポーツ活動も、さまざまな子どもたちとの出会いの場になるだろう。そうやって友だちをつくり、世界を広げることで、子どもは集団の中でものびのびと行動できるようになる。

だが、極端にならないように。子どもの能力をのばそうと多くのことをさせすぎると、本来は楽しく自由な活動が、次々とこなさなくてはいけないノルマになってしまうからだ。そして、活動はひとつかふたつにしぼって、曜日を決めてやらせるのが好ましい。つまり、まったくフリーな日を残しておくのだ。そうすれば、自分の家でのんびりしたり、ひとりで遊んだりする時間ができる。子どもには、そうした自分だけの時間を持つことも必要だ。

それから、もうひとつ。子どもはどんどん成長し、それにつれ必要とするものも変わっていくことに触れておきたい。それは洋服や靴だけではない。本やゲーム、おもちゃもそうなのだ。おもちゃを次々与えるなんて、子どもを甘やかすことじゃないの？　と思われるかもしれないが、そんなことはない。

子どもの言いなりに与えるのは論外だが、親が子どもの成長に必要だと判断するものを与えるのは、決して甘やかしではない。また、多少年齢的に早いと思われるおもちゃや本でも、子どもが興味を持てば与えてかまわない。少しばかり背のびすることで子どもの世界が広がり、精神的な成長がうながされるだろう。

子どもは未熟で、悪さもすれば失敗もする。でも、多くのことを経験し、困難を乗りこえていくうちに、バランスのとれた大人に成長していく。そして、それを手助けしてやるのが、一番身近な、そして一番その子を愛している親なのだ。

最後に、ここまでお話ししてきたことをまとめておく。

## ●人間には問題を解決する力がある

大昔から人間は、何をすべきかを判断する能力を備えている。だから、迷った時は、どうしたらよいかじっくり考え、自分の内面の小さな声に耳を傾け、その声がささやいていることを実行すればよい。

## ●子どもは子ども

あなたをいらいらさせる子どもの行動は、あなたを怒らせようと意識してやっているわけではない。まだ子どもだから、そうするしかないのだ。つまり、子どもは大人のミニチュアではなく、表現の方法も大人とは違う。子どもは自分にできるやり方で親に訴えているのだ。だから、その信号をキャッチしてあげよう。

## ●子どもは成長する

子どもには長所も短所もあり、バランスに欠けるところがあったとしても、だんだん成長していく。それをよく理解して、子どもが大人へと成長するのを助けてやることが大切である。

### ●わが子はかけがえのない存在

あなたにとって、わが子より素晴らしい子どもは、世界中どこを探してもいない。あなたの子どもであり、あなたが望んで授かった子どもなのだから。だから、一心に愛情を注いであげよう。

## 結びにかえて

この本の趣旨からすると、もっとわたし自身のことをお話しすべきだったかもしれない。でも、本章でお伝えしたことは、わたし自身がかかわってきたふたつのことがもとになっている。ひとつは、精神科医として、子どもやその親御さんたちと問題や悩みを分かちあってきた経験である。もうひとつは、娘の誕生以来、母親として考え、悩んできた思いである。だから、ここに書いたことは間違いなく、わたしの話なのだ。

最初に申しあげたように、わたしは完璧な母親ではない。娘だって完璧な子どもではない。でも、娘はわたしにとって、世界一素晴らしく、かけがえのない存在だ。そして、わたしも娘にとって世界一の母親であると自負している。それは、読者のみなさんの親子関係においても同様であると、わたしは信じている。

# 第18章 飼い犬はあなたの心を映す鏡

ジョエル・ドゥハッス

あなたが愛犬の行動に手を焼いているのなら、愛犬の行動を観察し、なぜそんなことをするのかじっくり考えてみよう。もしかしたら原因はあなたにあるのかもしれない。ここで、ペットの問題行動の専門医として国際的に活躍する著者の話を聞いてみよう。心理学に造詣が深く動物の行動にも詳しい著者がみなさんに贈るアドバイスとは？

## 飼い犬の問題行動

ペットは飼い主の心の秘密を映しだす鏡のようなものだ。歴史的にも古くから人間社会に溶けこみ、人間の忠実な友となっている〈犬〉は特にそうだと言える。そこで、私のクリニックを訪れる飼い主と飼い犬のケースから、面白いエピソードを三つ紹介したい。

## 飼い主の心を代弁する犬

ある日のこと、五十代の女性が私のクリニックを訪れてこう言った。

「うちの犬はとても愛想がよくて、誰にでもなつくのですが、ひとつだけ困っていることがあるのです」

「というのは？」

「母に激しくほえかかるんです」

「お母さんにだけですか？」

「ええ、母にだけ」

いつもなら、その犬がどんな時に、どんなふうにほえるのかなどと突っこんだ質問をする。だが、この場合はすぐに原因がわかった。

「あなたは、お母さんのことをどう思っているのですか？」

「大嫌いです。絶対に気づかれないようにしてはいますが」と、女性はためらう様子もなく言った。

column 22

### ペットは飼い主の心を映す鏡

人間とともに暮らすペットは、飼い主の真実の姿を映しだす鏡だ。なぜなら、ペットは飼い主に自分自身のことをじっくりと考えさせ、理解させようと、さまざまな情報を発信するメッセンジャーだからだ。

子どももそうだが、ペットは、家庭内の問題や飼い主がその問題をどう受けとめ、どう感じているかを察し、それを私たちに教えてくれることがある。ペットの癖や行動に我慢がならないと思っている場合は、たいてい、飼い主が自分自身のそういう癖や行動に我慢がならないと思っているものだ。そのことは自分自身についても当てはまる。自分の状態や自分の抱いている感情や気持ちに我慢ならないと思っている時、それは自分自身に何かを気づかせようとするサインなのだ。

「心配いりません。ワンちゃんはあなたの気持ちを代弁しているだけです」

この犬は、飼い主が意識的に抑えている感情を敏感に感じとり、それを飼い主に代わって相手にぶつけているのだ。この女性はなぜ母親を嫌っているのだろうか？　なぜ自分の気持ちを偽ってまで、母親と表面上親しそうな親子関係を続けているのだろう？　飼い主のそんな行動に対して、犬は「変だよ」と訴えているのだ。

## 愛犬のため？　それとも自分のため？

やはり五十代の別の女性は、マショーという名前の飼い犬を連れてきた。女性はこの犬とふたりきりで生活しているということだった。

「最近、マショーがいらいらして、私に向かってうなるのです」と女性は訴えた。

話を聞いてみると、どうやらこの女性は、バカンスを過ごすのもペット同伴で行けるところばかり選んでいるようだった。そこで私は、「この間、ある本を読んでいたら、小さな子どもを持つ親御さんもたまには子どもを置いて出かけたほうがよいと書いてありましたよ。あなたもそうしてみたらどうでしょう」と言ってみた。

女性はしばらく黙って考えこんでいたが、やがて口を開いた。

「来週、一週間の休暇を取ることになっていますが、もうマショーを連れていくと先方に言ってしまいました。でも、有給休暇はもう一週間残っているので、来月にまた休暇を取って、その時は連れていかないことにします」

この女性は、どんなに犬がかわいくても、常に犬とともに行動する必要はないことに気づいたのだ。六週間後、女性から電話があり、マショーがもう自分に向かってうならなくなったと知らせてくれた。なぜ、この犬は飼い主に攻撃的な態度を取ったのだろう？　女性はきっと、何をするのも犬と一緒で、いつも犬のため、つまりは他者のために生活しなければならないことに無意識のうちにいらいらしていたのだろう。女性のいら立ちを感じとった犬は、その感情をそのまま表現していたのではないだろうか？　どんなに犬がかわいいからといって、何をするにもどこに行くにも犬と一緒で、犬のためにだけ過ごす必要はない。時には愛犬から離れて、自分自身のために過ごしてもよいのだ。女性がそう考えるようになったとたんに、マショーに対するいら立ちが消え、マショーもいらいらしなくなったのだ。

## 犬はかすがい

ある時、若い夫婦が犬を連れてクリニックにやってきた。その犬は落ち着きがなく、しきりに動きまわっていた。私は薬を処方し、その結果、症状はほどなく改善した。だが、その効果は一時的なものだ。そこで、私は今度はより本格的な飼育上のアドバイスをしようと、夫婦を待ちかまえた。けれども、その後、夫婦は姿を見せなかった。

数か月後、ご主人がひとりで犬を検診に連れてきた。私は薬の効果が切れたせいで、犬がまた落ち着かなくなったのではないかと心配した。だが、それは杞憂《きゆう》だった。犬は以前よりもずっと落ち着いているように見えたからである。

それでは、どうして今日はクリニックに犬を連れてきたのだろう？　そう思って、私はご主人に尋ねた。するとご主人は、「飼い主夫婦の別居に犬は耐えられるものだろうか」と、逆に質問してきたのである。話を聞いてみると、ふたりは長い間夫婦仲がうまくいっておらず、口をきくのは犬のことを話す時だけで、実際、犬の症状がよくなってからは別居していたのだという。いずれ離婚するつもりらしい。「今は交代で世話をしているのですが、こんな世話の仕方をしても大丈夫でしょうか？　つまり、犬の幸せのためにどうなのかという意味ですが」とご主人は言った。私は即座に「大丈夫です！」と答えた。犬の飼い主はひとりでないといけないという理由は何もないのだ。それに、犬と飼い主の関係を一対一の主人と家来のような絶対的なものだと考えることはやめたほうがよいだろう。犬だって従う人や好きな人が何人いてもおかしくないし、しつけ役が何人いてもかまわないからだ。

いや、それはともかく、話を最初の「犬に落ち着きがない」ということに戻すと、夫婦が以前から不仲だったことを聞いて、私はこの犬の問題行動の原因がようやくわかった気がした。愛犬を共に心配するふたりの姿しか知らない私は、あいにく夫婦の問題に気づかなかったが、おそらく犬は飼い主たちの不仲を察して、問題行動を起こしていたのだろう。ふたりがいら立っていたので、犬もいら立っていたのだ。薬で症状はおさまったが、それは投薬をやめればもとに戻ってしまう。根本的に安定したのは、ふたりが別居して、飼い主たちの精神が安定したからだ。犬が以前よりもずっと落ち着いて見えたのは、おそらくそのせいなのだ。

それでも私は、この夫婦の離婚に無関心ではいられなかった。犬のことを心配して相談にきた夫婦が、

column 23

## ❖ こんな犬を選ぶ人は、こんなタイプ ❖

ここで、特定の役割を果たすために飼育された犬をペットに選ぶこと自体が、飼い主の個性を映しだしている例をいくつかあげてみよう。これらはあくまでも人間の個性の一面を映しだしているにすぎないことに注意する必要があるが、自分が価値を置いている能力を持っている犬をペットに選んだり、自分に欠けている能力を犬に求めたりすることが多いといえる。

◆ 牧羊犬（ボーダー・コリー、オーストラリアン・シェパードなど）は家畜の群れを取りまとめる能力にたけている。この種の犬を飼う人には、牧羊犬が羊を集めてまとめておくように、価値のある物や情報や知識を収集し、蓄積したがる傾向がある。

◆ 猟犬は、獲物を追いかける追跡犬（ビーグル、ポインター、バセットハウンドなど）と、獲物を持ちかえる回収犬（ラブラドール・レトリーバー、ゴールデン・レトリーバーなど）に分けられるが、どちらも優れた方向感覚や誘導する能力があることから、こうした能力に欠けている人が選ぶ傾向にある。テリア犬は自信をもって物事を意図したとおりにやり遂げ、粘り強いため、このような特性を好む人が選ぶケースが多い。

◆ レース犬（グレイハウンド、ハスキー）やスポーツ競技用の犬（たとえば、犬の障害物競走であるアジリティー競技のボーダー・コリー）は目標を達成する能力に優れている。そのため、自分はうまく能力を発揮することができないと感じている人に好んで飼われることが多い。

◆ 大型犬（アイリッシュ・ウルフハウンド、ジャイアント・プードル、セント・バーナードなど）は大きな身体をしているために強そうに見える。そこで、本当は気が小さいのに強がってみせる虚栄心の強い人が選ぶ傾向にある。

◆ ペット犬（ミニチュア・プードル、マルチーズ、ラサ・アプソ、ペキニーズ、パピヨンなど）は愛嬌《あいきょう》がよく、人を和ませる力を持っている。その力で悲しみや寂しさ、落胆や人を恨む気持ちといった心の苦痛を和らげてくれるため、愛情に飢えている人が選ぶことが多い。

犬の症状が落ち着いたとたんに離婚するとは、どうしたことだろう？　いったい何が原因なのだろうか？　そんな疑問が何日も頭から離れなかった。

そして、私は決心をした。あらためて大学に戻り、以前から自分なりに学んできた〈家族療法〉を本格的に学ぶことにしたのだ。

## ◈――家族療法

〈家族療法〉とは、問題を抱える個人だけでなく、その家族をひとつのまとまりを持ったシステムととらえ、それが抱える問題を対象とした心理療法のことである。この療法では、家族を単に個人を寄せあつめたものととらえるのではなく、個人は家族関係や家族内の問題からさまざまな影響を受けているものだと考える。したがって、個人が抱える心の問題は、その人の属する家庭というシステムの問題を反映するものだととらえ、そのシステムを変化させることによって、その個人の問題も解決することができると考える。〈家族療法〉では問題を抱えている個人を患者という呼び方ではなく、ＩＰ（Identified patient　患者と見なされた人）と呼ぶが、このことからも、この立場がよくわかるだろう。このＩＰには、もちろん家族として暮らす愛犬もふくまれる。

こう考えると、今まで見てきたエピソードは、すべて明快に説明できる。私のところに来た犬たちは、みな、飼い主たちのいら立ちを敏感に感じとり、そのせいで問題行動を起こしていたのだ。つまり、飼い犬が問題行動を起こすのは飼い主の心の問題のせいなのである。

飼い犬の行動に問題がある場合、投薬やトレーニングによってある程度矯正することはできるだろう。だが、その前に、犬がなぜそんな行動を取るのか考えてみよう。そのことにより、自分の心の奥の感情に気づくことがある。そして、それは自分を変えるきっかけとなるはずだ。

## 家庭というシステム

いっぽう、あの若い夫婦が離婚したことも、この〈家族療法〉の考え方を取り入れればよくわかる。システムというものにはバランスを保つメカニズムがある。あるシステムの中で、行動面あるいは情緒面で何らかの症状がいつまでも続くのは、その症状がシステムのバランスを保つ役割をしているからだ。では、その症状は家庭というシステムの中でどんな役割を果たしているのだろうか？　症状が変化した場合、家庭内のバランスはどうすれば取り戻せるのだろうか？〈家族療法〉ではこのような考え方をする。

離婚してしまったあの夫婦の場合、「愛犬の病気」を一緒に心配することで家庭生活のバランスが保たれていた。ところが犬が元気になると、たったひとつの共通の関心事がなくなったことで、バランスを保つことができなくなったのだ。このようなケースは決して珍しいことではない。つまり、人々が平穏に共同生活を営んでいられるのは、たとえば「うちの子ども（飼い犬）は病気だ」というような共通の心配事によって家庭というシステムのバランスが保たれているためである場合が往々にしてあるのだ。飼い犬の病気が治ってしまえば、「共通の心配事を抱える」という、たったひとつの共通点がなくなり、

column 24

## ❖ 人間と犬との関係 ❖

人間と犬との関係は、ある種の狼が、森で獲物を追うよりも人間のそばにいるほうが簡単に食べ物や安全を確保できると気づいたことから始まった。狼は人間の環境にすみついて犬となったが、こうした犬は、人間に依存して安全を手に入れた代わりに、自分の意志で行動する自由を放棄したのだともいえる。この点で、犬と人間との関係は人間と社会との関係によく似ている。

〈社会〉とは、複数の個人が集まるひとつのグループであり、メンバーの安全を保とうとするものである。だがいっぽうで、〈社会〉が秩序を保ち、存続しつづけるためには、メンバーの行動を制約し、成長を阻み、時には個々のメンバーを犠牲にすることもある。言いかえると、人間は〈社会〉に依存し、保護されて自主性を失い、〈社会〉に拘束され、従属しているのである。こうした人間の姿は、人間に保護されて安全を手に入れた代わりに自主性を失った犬の姿によく似ている。

人間の〈社会〉では、報酬を与えて何らかの行動を誘発するよりも、苦痛を与えるなどの〈罰〉を用いて行動を制限することのほうが多い。同様に、人間も飼い犬をしつける際に、ほめるよりも〈罰〉を与える傾向にある。だが、飼い主は、犬が〈社会〉から〈罰〉を用いて行動を制限されている自分の姿を映していること、つまり、犬が〈社会〉に支配された自分自身と同じであることに気づいていないのだ。世の中には、自分の犬に対して力で支配する上下関係を求める人が多いが、それは自分が〈社会〉に力で支配されているからだ。そうした人たちは、〈社会〉に支配されることによって失った力を、犬を相手に取り戻そうと思っているのかもしれない。だが、そんなことをしてみても、自分も犬も幸せにはなれない。それよりも犬の姿を見て、それが自分の姿を映していることに気づき、自分の生き方を見直すべきだろう。自主性を失い、自分で何も決めることのできない人間のあり方こそが、現代社会でうつ病になる人が増えている大きな原因であるからだ。

もはや支えあう意味がなくなって、それぞれが虚脱感に襲われる。そして家庭内は対立に満ち、耐えがたい場所となる。離婚にいたったのは、残念ながら当然の成り行きだったのだ。

## ◇――普遍的責任

〈家族療法〉を学んだ私は、いつの間にか獣医という仕事を越えて、ペットと飼い主のセラピストになっていた。〈家族療法〉では、ペットが問題行動を起こすのは、飼い主の心理状態が反映されているからだと考える。つまり、ペットを、飼い主やペットを取りまく環境との関係で理解しようとするものであり、ペットの問題行動を解消させるためには、当然、飼い主の悩みや問題にも耳を傾け、深く理解することが必要となってくる。私は人間と動物についてより深く知るために、心理学や比較心理学、精神病理学などを幅広く学び、治療にあたってはさまざまな考え方を参考にしてきたが、常に立ちかえるのがこの〈家族療法〉のアプローチだ。

先ほども述べたように、あるシステムの中ではメンバーたちの状態が影響しあっていると考え、あるメンバーの問題行動もそのメンバーひとりだけの問題ではなく、システム全体の問題としてとらえるのがこの〈家族療法〉の考え方だ。そう考えると、問題を解決するには、メンバー全員が変わらなくてはならないということになる。

この考え方を自分たちのまわりに広く当てはめるとどうなるだろうか？　家庭や職場だけでなく、社会や世界、そして宇宙も、私たちを構成要素とするシステムだ。私たちはこの世界や宇宙というシステムの中で、単独で存在しているのではなく、お互いに影響しあって生きている。私はシステム内のあらゆる事柄から影響を受けるし、私の行動は、自分だけでなくまわりにも影響を与える。つまり、私の行動は必然的に世界や宇宙にまで影響を与えるともいえる。ということは、私は世界に対し、また宇宙に対して責任があるということではないか。いきなりこんなことを書くと、なんて大げさなと思われるかもしれないが、少なくとも、私はそう思っている。

家族をシステムととらえる〈家族療法〉のアプローチは主にアメリカで生まれて発展したものだが、面白いことに、この認識は東洋で生まれた仏教の考え方と通じるものがある。仏教では、物事はすべて互いに依存しあって存在しており、それ自体独立した存在というものはない。原因があれば必ず結果がある。そして現在起こっているすべての事象というものは、過去にあった何かが原因となって生まれた結果なのだと考える。私たちが現在あるのは、無数の間接的な条件が重なり、結びついて起こったことであり、現在私たちが行なっている行為もすべて何かの原因となり、将来何らかの結果を生みだすものだというのである。

こうした観点から、「私たちが経験する出来事はすべて、私たち自身、つまり私たちの意識のなせる業で、私たちはあらゆる出来事に対して責任がある」という〈普遍的責任〉の考え方が生まれる。チベット仏教の最高指導者であるダライ・ラマ十四世は「私たちが人生で何をどう行ない、考えるかは、私たちと結びついたあらゆることに影響を与えるだけに極めて重要なことだ」と〈普遍的責任〉の倫理を強く説いている。現在われわれは多くの問題に直面している。戦争や自然破壊、貧富の差……。これらはすべて人間が生みだしたものだ。ダライ・ラマはそれを忘れてはならないと警告して人道主義と環境保護を訴え、こうした問題を解決するのは〈普遍的責任〉の倫理なのだと説明している。

私たちは〈普遍的責任〉を意識して生きていかなければならない。そうして常に自分の行動がもたらす結果を考え、それについて責任を持たなければならないのだ。この〈普遍的責任〉の考え方は、私の信条となり、日常生活を送る上でも、何かの問題に直面した時に解決の糸口を探る上でも、重要なものとなっている。

## ◈——よりよい人生を手に入れるために

〈家族療法〉の考え方では、メンバーが問題行動を起こすのは、その問題を発生させるきっかけとなるような事件があったということだけでなく、属しているシステムにも原因があると考える。したがって問題を解決するには、システムのメンバーそれぞれが自分自身を変えようと努めることが必要となる。〈普遍的責任〉の考え方でも、自分自身を根本的に変えようと努めることに重点が置かれる。自分の現在の状況、特に物の感じ方や見方についての責任は自分にある。したがって私たちは自分の身に起こっていることを、まずは受け入れなければならない。その上で、自分自身を変えていくべきなのだ。そこで、このあとは〈自分を受け入れる〉ことと〈自分を変える〉ことについて述べてみよう。

### 自分を受け入れる

私たちは〈普遍的責任〉を意識し、それに従って行動するよう、自分を変えていかなければならない。だが、自分の力では変えられないこともある。過去を変えることはできないし、持って生まれた気質や容姿を変えることは難しい。したがって、そうしたことについてはすべてあるがままの状態を受け入れればよい。しかし、それができる人はめったにいない。ついつい他人と比較してしまう。外見的にも内面的にも社会つまり他人が理想とする基準で自分を判断し、思い悩んでしまうのだ。だが、考えてみてほしい。自分の人生を生きるのは他人ではなく、ほかならぬ自分なのだ。自分というものは、ただひとつのかけがえのない存在であり、自分の人生も一度限りのかけがえのないものだ。他人のつくった基準などに縛られる必要はない。

生まれながらにある気質や性格を持つということは、人間にも動物にもよくあることだ。それは、ささいなことを気に病む性質だったり、あるいはすぐにかっとなる性質であることもある。そうした性質を自分でも嫌だと思うかもしれないが、自分はだめだと思いこんで自己評価を下げるのではなく、まずは自分のあるがままの姿を受け入れよう。それも自分に対するひとつの責任の取り方なのだ。

## 自分を変える

先ほども言ったように、生まれつきの性質や過去を変えることはまず不可能だ。たとえば、あなたがくよくよしがちな性質で、過去のことを後悔ばかりしているとしても、そうした性質自体を変えることは難しい。だから、それは自分の一面として、まずそのままの自分を受け入れよう。その上で、意識的に物事をポジティブにとらえる習慣をつける努力をしていくべきだ。性質自体を変えることはできなくても、物事のとらえ方や考え方を変えようと努力し、前向きに生きようと一歩踏みだすことで、自分を変えていくことはできるはずだ。

いっぽう、生まれつきの性質とは違い、自分が経験によって身につけた信念や、習慣になっている行動は、心がけ次第で比較的簡単に変えることができるものだ。立ちどまって考えてみよう。自分は思いこみに縛られて、かたくなになってはいないだろうか？　また、過去に何かの問題に対処するためにつくりあげたルールなどを――現在では意味がなくなっているにもかかわらず――守りつづけているために、かえって自分の行動が制限されているようなことはないだろうか？　そうだとしたら、そんなものはためらいなく捨ててしまおう。いつまでも続けていたとしても、自分の成長を妨げるものにしかならないからだ。

〈普遍的責任〉の理論では、自分がどんな人間で、いつ、どこで、誰と暮らしているかは、自分が選んだ結果なのだと考える。常にそれを意識して、自分の行動に責任を持って生きていこう。

## おわりに

問題に突きあたったら、まず、「このことは、私に何を伝えようとしているのだろう?」と問いかけてみよう。そうすることで、今まで気づかなかった自分の考えや感じ方に気づくことができる。そして、一度しかない自分の人生を歩むために、自ら選んだ心の持ち方に責任を持つようになるはずだ。そうすれば、たとえ不本意な出来事が自分の身に起こったとしても、建設的な考えを持つことができるようになるだろう。そして、それはよりよい人生を送る助けになるはずだ。

# 第19章

# 共感についての考察

オロール・サブロー＝セガン

相手の喜びや苦しみをあたかも自分のことのように感じる――それが〈共感〉である。著者は女性精神科医として、トラウマを負った人々の話を〈共感〉をもって、長年聞いてきた。その経験から、〈共感〉がどれほど人に力を与えるかを熟知している。熟練した精神科医として、さらにはひとりの祖母として、〈共感〉にまつわるさまざまな体験を著者はわたしたちに語ってくれる。

## ◇――〈共感〉と〈体験〉をめぐって

〈共感〉とは、相手の喜びや悲しみを自分のもののように理解することであり、相手とそれを分かちあうことである。研究によれば、相手と同じ体験をしていたり、同じような境遇にある時は、その苦しみや喜びにさらに共感しやすくなるという。

確かに、実感としてそれはよくわかる。というのは、実際わたし自身にもそういった経験があるからだ。ただし、長年の経験からこうも言える。「誰かの苦しみに共感するのに、必ずしも同じ体験は必要ない」と。そのことについてあらためて考えるきっかけとなったのは、ある精神科医との会話だった。

そこで、最初にまずその時の会話をご紹介し、そのあと〈共感力〉の基礎となるものについても少々述べてみたい。

## ある会話――共感するのに同じ体験は必要か

わたしは長年の経験から、同じ体験がなくても共感できることを知っている。必要なのは、まず相手のことを理解したいという気持ち、そして言葉以外のところに現われるものに感覚を研ぎすますことである。今回あらためてこのことについて考えたのは、ある会話がきっかけだった。

それは、相談者のひとりが開いた絵画展でのことだった。わたしがある絵を鑑賞していると、横にいたしゃれた身なりの男性が話しかけてきた。その男性も精神科医だったため、話は自然に仕事のことになり、わたしは「性暴力によるトラウマに関心を寄せている」という話をした。すると、相手の男性は興味深そうな顔でわたしの話を聞いたあと、ふむふむとうなずきながら、こう言ってのけた。

「そこまで被害者の救済に関心があるということは、ご自身の体験も影響しているかもしれませんね。もしかして幼いころに性的虐待を受けたことはないか、考えてみたことはありますか？」

いったい何を言いだすのやら……。わたしは一瞬、開いた口がふさがらなくなった。そして、次の瞬間には怒りがわいてきた。第一に、そういうことをいきなり尋ねるとは無礼ではないか。第二に、その言い草では、精神科医が性暴力や虐待の被害者を助けたいと思ったら、自分も虐待の被害者でなくてはいけないとでも言わんばかりである。トラウマを負った相談者に共感し、その痛みを理解するには、絶対に同じ体験が必要だとでもいうのだろうか？　もちろん、わたしはそう思わない。

## ◈――〈共感〉の基礎になるもの

では、悲しみを背負った相手に共感するには、何が必要なのだろうか？　悲しみや喜びに限らず、〈共感〉とは結局、相手の感情を共有するということである。わたしは、この〈共感力〉の基礎をつくるものはふたつあると考える。ひとつは、幼いころから、悲しみにせよ喜びにせよ怒りにせよ、多くの感情を体験することだ。もうひとつは、家族でも親戚でも、近所の人たちでも友だちでも、あるコミュニティーの中で、自分が誰かから共感を示される、あるいは誰かが誰かに共感しているのを日常的に見聞きする、そして自分も知らないうちに誰かの気持ちに共感することがあるという、そういった環境の中で育つということである。その意味では、〈共感力〉の基礎をつくるにはある種の「経験」が必要なのは確かだ。しかし、「まったく同じ体験」をする必要はないのである。

以下、わたしの経験をお話しししよう。

### 悲しみの体験

たとえば、人の悲しみを知るためには、やはり自分も「悲しい体験」をしていることが必要だろうと、わたしは思う。といっても、それは本当にささやかなものでかまわない。

わたしの小さいころの話で言えば、「大切な人形の指が取れた」とか「引っ越しのせいで大好きな人に会えなくなった」といったようなことだ。ちなみに、人形の話は実は人生最初の悲しい思い出である。まだ幼かった弟が何を思ったかある日、わたしの人形を床に投げつけてしまい、そのせいで人形の指が取れてしまったのだ。よくわからずにキャッキャとはしゃいでいる弟を横目に、わたしは心が張り裂けそうなほど悲しくなったのを覚えている。

それから、もう少し大きくなった時、引っ越しのせいで親友と別れなくてはならないこともあった。わたしは親友と離ればなれになるのが悲しくて、しばらくは怖い夢にうなされていた。ところが、どうも親友のほうはそれほど悲しくはなかったらしい。あっけらかんと「バイバイ」と言われて、それっきりだった。わたしがさらに悲しい気持ちになったのは言うまでもない。

もうひとつ、大好きだった祖母と離ればなれになるということもあった。それまで祖父母は同居していたのだが、老後は温暖な遠い土地に引っ越すことになったのだ。それを知った時、わたしは涙をぽろぽろこぼしながら、「おばあちゃん、行かないで」とすがりついたものだった。けれど、もちろん祖母は祖父とともに新しい家へと越していった。そのあとしばらくは、なんだかみなしごにでもなったような気分だった……。

読んでおわかりのように、どれもささいなことばかりだ。しかし、こういった小さな体験を積みかさねてきたおかげで、誰かが「悲しい」と言ったり、悲しそうな顔をしている時は、その気持ちがわかるようになったし、さらには「そんなことがあったのなら悲しいだろうな」と、相手の気持ちを思いやることもできるようになった。また、「悲しみ」に限らず、喜びや苦しみ、怒りといったさまざまな感情を体験してきたことで、やはり同じようにその気持ちがわかるようにもなった。つまり、いろいろな感情の体験を重ねることによって、わたしの中で〈共感する力〉がはぐくまれていったのである。

## 〈共感〉を感じられる環境

もうひとつ、「〈共感〉の基礎になるもの」として、「〈共感〉を感じられる環境」も大切である。この点についても、わたしは恵まれていたといえるだろう。というのは、わたしは大家族の中で育ったため、まわりには両親や祖父母だけでなく、おじやおば、たくさんのいとこたちもいてくれたからだ。悲しいことがあって泣いていると、誰かがそばに来て、一緒に悲しんだり慰めてくれたりしたものだった。いつでもたくさんの愛情に包まれ、毎日を安心して過ごすことができていたのである。

今にして思えば、この豊かで温かい家庭環境のおかげで、「こんなの悲しすぎる」と思いながらも、さまざまな出来事を見つめなおすことができたのだと思う。そうして、自分の気持ちだけでなく、相手の気持ちも想像するということを学ぶことができたのだ。

ちなみに、祖母が遠くの家へと越してしまったあと、やがてわたしはこう思えるようになった。「離れていても、おばあちゃんはわたしのことをずっと大切に思ってくれているんだ」と。いつしか「みなしご」のようには感じなくなっていたのである。

このように、誰かに共感するためには「まったく同じ体験」は必要ない。相手のことを思いやり、想像する気持ちさえあれば、その喜びや心の痛みに十分共感できるものである。だから、たとえ同じ体験はなくとも、わたしはトラウマを負った相談者の話を聞きながら、その苦しみに共感できるのである。

## ◇——同じ体験は〈共感〉の大きな力となる

しかし、それでも「同じ体験」をしていれば、共感しやすくなるのではないか？　それはそのとおりである。その点については、あの精神科医の男性の言ったことは間違いではない（ただ、それだけが〈共感〉のもとになる力ではないということだ）。

そこで、次に、同じ体験をしていた場合の〈共感〉について述べてみたい。

何を隠そう、わたし自身にも、同じような立場になって初めて理解できた悲しみがある。それは祖母が子どもを亡くした悲しみだった。

### 祖母の悲しみ

わたしの祖母は戦争中、空爆で息子のひとりを亡くしている。そのため、幼いころ、家にはずっとその少年の写真が飾られていた。そして、写真のそばにはいつも新しい花が供えられていた。しかし、その写真と花を見て、祖母っ子だったわたしが感じたことといえば、「子どもならここにいるじゃない。おばあちゃんはわたしがいるだけじゃ、足りないんだ」というやっかみだけだった……。

その後、わたし自身にも子どもができて、ようやく祖母の心の痛みを自分のものとして感じとることができた。母親という同じ立場になったことで、子どもを亡くした悲しみに共感することができたのである。

## 弟の死

もうひとつ、「同じ体験による〈共感〉」といえば、わたしには忘れがたい出来事がある。

実は四年前に、わたしは弟をがんで亡くした。弟はがんとわかってから、たった数か月で逝ってしまった。短い闘病生活だった。弟が亡くなってしばらく、両親もわたしも悲しみに打ちひしがれた。その早すぎる死に、わたしは動揺を抑えられなかった。

それからしばらくして、ひとりの女性が診察室を訪れた。

わたしはいつものように注意深く、女性の話に耳を傾けはじめた。〈共感力〉を働かせて……。けれども、聞いているうちに、だんだんと身体が凍りついていくのを感じた。女性は娘さんの病気のことを話していた。それは、わたしの弟と同じがんだった。同じ病院にかかり、同じように進行し、そして——同じように亡くなっていた。

それがわかった時、わたしはもはや話を聞けなくなっていた。平静を装っていたものの、できることならその場から逃げ出したかった。その女性に共感していなかったわけではない。むしろ、気持ちならわかりすぎるくらいよくわかった。けれども、それと同時に、自分がまだ弟の死から立ちなおっていないこともわかってしまった。少しでも口を開いたら悲しみがあふれてきそうだった。「悲しみにのみこまれてはいけない」。そう思ってこらえるだけで精いっぱいだったのだ。

それでも帰り際に、女性はしきりと「ありがとうございます」と言ってくれた。話をしたことで気持ちが少し楽になったという。そして、「来週もよろしくお願いします」と言った。そう言われれば、もちろん嫌だとは言えない。こうして、わたしはこの女性の話をその後何度も聞くことになった。

## 癒やしから深い〈共感〉へ

しかし、意外にも、セラピーを重ねていくうちに、わたしの心は少しずつ静まっていった。最初の時のような拒否反応は、次第に影を潜めていったのだ。それはつまり、女性と一緒にわたしのほうも「大切な人の死を受け入れることができるようになっていった」ということだった。

セラピーの間、わたしたちは死について語りあった。いや、話をしたのは主に相手の女性のほうだ。わたしのほうは、その女性が娘さんの死やそれにまつわるさまざまなこと、自分が感じたことなどを話せるように、時々うながす程度だった。けれども、その話を聞きながら、心の中でわたしも自分に問いかけていた。たとえば、「今はどういうお気持ちですか？」そう尋ねたあとは、同じように自分にも問うのだ。「今、わたしは弟の死についてどういう気持ちでいるだろうか？」と。そういったことを繰り返すうちに、やがて気持ちが落ち着いていった。あの女性のおかげで、わたしはようやく自身の辛さと向きあい、弟の死を乗りこえていくことができたのである。

実は弟の死のことは特に伝えていなかったので、女性はわたしたちが同じ体験をしていたことは知らないままだった。しかし、わたしには、いや、わたしたちにはよくわかっていた。わたしたちの間に、深い〈共感〉が生まれていたことを……。

肉親の死という同じ体験をしていたことで、わたしはいつも以上に相手の気持ちが理解できたし、その苦しみを自分のもののように感じとることもできた。そして、そんなわたしの〈共感〉が相手の女性にもはっきりと伝わっていたに違いない。女性が「わかってもらえた」と感じていることや、わたしに感謝してくれている気持ちもまた、強く伝わってきたからである。そこに言葉はいらなかった。何も言わずともお互いに十分わかりあえていた。あれほどの深い〈共感〉が得られたのは、おそらく辛く苦しい共通の体験を乗りこえたおかげだったのだろう。

## ◈――〈共感力〉をのばすために

さて、ここまでは〈共感〉のもとになるものとして、「同じ体験」や「幼いころからの感情の体験」、「〈共感〉を感じられる環境」について述べてきたが、そうしたものがなければ、〈共感力〉は身につけることができないのだろうか？　わたしたちの〈共感力〉は子どものころ身につけたレベルで、もう止まってしまうのだろうか？　もちろん、そんなことはない。〈共感力〉は大人になってからでものばしていけるものである。

そのポイントは、「相手のことを知ろうとする」ことにある。また、普段から自分がどんな感情を抱

column 25

## ❖ 脳から見た〈共感〉 ❖

近年、脳科学の分野からも〈共感〉は読みとかれつつある。

ドイツの社会神経科学者、タニア・ジンガーの実験によると、親しい人が痛みを感じているのがわかった時、その人の脳内では、あたかも同じ痛みを感じているかのように、痛みに対して感情的に反応する領域が活性化するという(29)。実験では、夫婦や恋人同士などの男女に協力してもらい、男性が手にちくりと電気刺激を与えられるのを知った時、女性の脳がどう反応するかをスキャンして調べている。興味深いことに、男性に与えられる電気刺激の強さをコンピューターの画面上で見せられただけで、女性のほうの脳内では痛みに感情的に反応する領域、すなわち、大脳皮質の一部分である島皮質前部《とうひしつぜんぶ》と、脳梁《のうりょう》のまわりにある前帯状皮質《ぜんたいじょうひしつ》が活発に動きだしたという。これは気持ちの部分で同じ痛みを感じていたということ、つまり、その痛みに〈共感〉していたということである。しかも、相手の痛そうな顔を見ていなくても〈共感〉できるということも示している（ただし、痛みに対して身体的に反応する領域は動いていないため、実際に「痛い」と感じているわけではない）。

またいっぽうで、1996年に〈ミラーニューロン〉が発見されたことで、わたしたちは脳の中で相手の反応を模倣していることもわかってきた。〈ミラーニューロン〉というのは、相手の行動を見ただけで、実際にその行動を取るのと同じ脳の領域を活発にさせる神経細胞である。研究によると、相手が笑ったり泣いたりすると、わたしたちの脳内でもそれと同じ部分が働いて、嬉しかったり悲しかったりする感覚を理解できるという。〈ミラーニューロン〉は、〈共感〉や赤ちゃんがまわりの人の真似をする〈模倣〉にも関係していると考えられている。

いているのか、意識することも大切だ。というのは、自分の喜びや悲しみを自覚することが、ほかの人の喜びや悲しみを感じとることにつながるからである。

## 言葉以外のやりとり

そこで、「相手のことを知ろうとする」ことに関して述べると、「相手を知る」には、まず何よりも相手の言葉にきちんと耳を傾けなければならない。だが、それと同じくらい、言葉によらないコミュニケーションに注目する必要もある。

わたしたちは、普段、言葉以外の部分で何かを伝えていることが多い。たとえば、相手のしたことを「嫌だ」と思った時、顔を曇らせたり、眉をひそめたりするだろう。それはつまり、「嫌だ」と言葉にすることなく、相手に「嫌だ」という気持ちを伝えているということだ。反対に、相手のしてくれたことを嬉しく思う時、わたしたちは笑顔になったり、目を輝かせたりする。そうすると、嬉しい気持ちが相手にも伝わるため、今度は相手のほうも嬉しくなり、さらに何かしてあげたくなるというよい循環が生まれる。

ひるがえって、もし自分が何かしたことによって相手が悲しんだり、苦しんだりしているらしいと察することができれば、わたしたちはそれ以上相手を悲しませたり苦しめたりしないように、自分の行ないを改めることもできる。これが言葉によらないコミュニケーションに注目するということだ。そのためには、常に相手の態度や表情、話し方などを見て、相手が今どんな状態なのか、察する習慣を身につけるとよい。それができれば〈共感力〉をのばすことにつながり、人との関係はよりよいものになっていくだろう。

column 26

## 〈共感〉につながるもの

〈共感〉につながるものとして、〈模倣〉や〈感情伝染〉、〈同情〉を紹介しよう。

まず〈模倣〉というのは、無意識のうちにほかの人の表情や仕草を真似するというものだ。赤ちゃんに笑いかけると、笑い返してくれるのもこれである。また、ある研究によれば、微笑《ほほえ》んだり、眉をひそめたりしている人物の絵を前にすると、その絵を見た人は自然と同じように微笑んだり、眉をひそめたりといった表情になり、さらには、気持ちのほうもその表情にあわせて、嬉しくなったり、不愉快になったりするという(30)。

次に、〈感情伝染〉とは、文字どおり感情が伝染するというものだ。たとえば、赤ちゃんは別の赤ちゃんが泣いているのを聞くと泣きだしたり、ひとりが笑うといっせいに笑いだしたりする。大人の場合でも、近くで大笑いしている人がいると、つられて笑いだしやすくなる。

最後は〈同情〉である。これは〈共感〉とよく似ているが、違う点は「それが自分だけの感情か、それとも相手と共有しているものか」というところにある。たとえば、誰かが悲しんでいる時、〈共感〉した場合はその誰かと同じように悲しくなる。しかし、〈同情〉した場合は、その誰かの気持ちとは別に、自分の感情として「かわいそう」という気持ちを抱く（もちろん、このふたつが同時に現われることもある）。

〈模倣〉や〈感情伝染〉、〈同情〉はどれも〈共感〉に関連するものであり、同時に起こることも多い。たとえば、相手と同じように悲しい表情になりながら同情を感じ、その悲しみに共感する、といった具合である。

## ◇――人から上手に共感してもらうには？

もうひとつ、これまでは主に自分が共感する立場から、〈共感力〉について書いてきたが、それとは逆に、自分が人から共感してもらうにはどうすればいいかということにも触れてみたい。その一例として、ある女性の話を紹介しよう。

その女性は、ある日わたしの診察室にやってきて、こう訴えた。「わたしの苦労もわたしの気持ちも、誰ひとりわかってくれないんです。みんな、わたしが悪いって言うばっかりで。いつだって『もっとちゃんとしないとだめじゃないか』って、責めるだけなんです。でも、これ以上どうちゃんとしろって言うんですか？　もうわかりません。どれだけ努力したって、誰にもわかってもらえないんです」

この女性は、つい最近離婚したばかりだった。夫が子どもを虐待していたという。長年ひどい目にあいつづけてきたために、女性はもう誰にも心を開けないような状態におちいっていた。

しかし、その事情こそよくわかったものの、実は最初のうち、わたし自身もこの女性があまりにかたくななことに手を焼いていた。全身で相手を拒否しているのが伝わってきたからだ。まるで分厚い殻の中に閉じこもっているようだった（もちろん、これはこの女性をそこまで追いこんだ環境の影響も大きく、本人ばかりをとがめる筋合いのものではないのだが……）。

ただ、人との関係をうまく築きたいなら、まず相手から好ましいと思ってもらうことが必要となる。そのためには、自分からも何かしら好ましいメッセージを発することが大切なのだが、この女性の場合、そういった好意を伝えるメッセージがまったく発せられていなかった。まず、いっさい微笑むことがなかった。身を硬くして、かたくなな表情を貫いているだけだ。また、話す内容は「あれもできないし、これもできない」というように、ネガティブなことばかりだった。

そこで、わたしはその後のセラピーで、まず自分が普段どういう表情をしていて、どういう態度でまわりの人に接しているのか、意識することを勧めてみた。それから、できるだけ微笑んでみるように励まし、嬉しくなったり楽しくなったりしたらそれに心を留めて、その気持ちを人にも話してみるといいと伝えた。つまり、まわりの人たちに「わたしはあなたがいてくれて嬉しい」というメッセージを送ってみようということだ。

やがて、女性は少しずつ努力して、微笑むことができるようになっていった。さらに努力を続けていくうちに、周囲と温かな触れあいを持てるようにもなっていった。そうして、ついに「まわりからわかってもらえている」と感じることができるようになり、手を差しのべてもらえるようになったのである。

## ◇——〈共感〉をもって子どもに接する

最後に、この夏のバカンスでの孫とのひとこまを紹介しよう。

ある夜、わたしは絵本でも読んであげようと思って、孫のそばに行って驚いた。孫が目に涙をいっぱい浮かべていたからだ。あわてて「どうしたの?」と尋ねると、孫はぽつりとこう答えた。「ぼく、バカンス嫌い」。それを聞いて、わたしはとっさに心配になった。「もしかして、誰も知らないうちにこの子に大変なことが起きたのかもしれない」と。けれども、すぐに思い返した。「いいえ、この子は今日一日ずっと楽しそうだったわ。夜はいつものようにトランプをしていたし、さっきまで元気に笑っていたじゃない……」

そこで、わたしは「あらあら、それは大変。おばあちゃんにわけをお話ししてくれる？」と聞いてみた。すると、孫はこう答えた。「夜のトランプね、みんなちょっとしか遊んでくれなかった」。わたしは少々拍子抜けしたが、黙って続きを聞いた。「誰もぼくと遊んでくれない。ぼく、ひとりぼっちなんだ」

孫の中では「ひとりぼっちで寂しい」という気持ちがどんどん膨らんで、もうそのことしか考えられなくなっていたのだ。そこで、何はともあれ、まずは孫の話をじっくり聞いた。「うんうん、寂しかったのね。そうね、みんなともっと遊びたかったわよね……」。そして、その気持ちをきちんと受けとめた。「ええ、おばあちゃんにもよくわかるわよ。おばあちゃんも小さいころは『みんなともっと遊びたいな』と思って、とっても寂しくなったことがあるもの」

そのうちに、孫はようやく安心した顔になって、泣くのをやめた。「寂しい」という気持ちを誰かにわかってもらえたことで、ほっとしたのだ。孫の気持ちが落ち着いたのがわかったので、わたしはついでに今日一日楽しかったことを思い出してもらった。「今日はアイスクリームを食べたりプールに行ったりして、楽しかったわね。明日もまた一緒に楽しいことをいっぱいしましょうね」。すると、孫はこくりとうなずいた。そうして、「おやすみなさい」を言うころにはいつもの笑顔が戻っていた。

こんなふうに、子どもというのはほんの小さなことで悲しくなってしまうものである（昔、わたしもそうだったように）。大人だって、かつては子どもだったのに、うっかりそれを忘れてしまいやすい。

子どもが悲しい気持ちでいる時は、その悲しさをわかってあげるだけでいいのだ。そうすれば、子どもは安心できる。それはやがて、子ども自身の中で〈共感力〉が育っていくもととなるのである。

かつて、子どもだったわたしは、まわりの大人が安心できる環境をつくってくれたおかげで〈共感〉を学ぶことができた。今は自分が「共感を学ぶ環境」をつくっていく番である。そうやって、〈共感〉の輪を広げていきたいと思う。

人は、子どもが微笑むのを見ると、自然と微笑みたくなる。声をそろえて合唱すれば、歌う楽しさが分かちあわれ、充実を感じる。『フランダースの犬』で、少年ネロが愛犬パトラッシュを抱きしめながら死んでしまう場面には、思わず涙がこぼれてくる……。

そこに言葉はいらないだろう。まずは素直に感じてみてほしい。それが相手への〈共感〉の第一歩である。

# 第4部

# よりよく生きる

現代社会はストレスに満ちている。そんな中で、どうやってストレスをコントロールするか？　また、自分の行動を管理して、より充実した時間を過ごすにはどうすればいいか？　今の自分から違う自分に生まれかわりたいと思ったら？　いや、そもそも自分の人生にとって大切なこととはなんだろう？　毎日をよりよく生きるために、精神科医たちが経験に裏打ちされたアドバイスを贈る。

# 第20章 自分にとって大切なことを見つける

フレデリック・ファンジェ

人生には、よいも悪いもない。だが、〈自分にとって大切なこと〉は何かを知り、それに従って生きていくことができれば、より充実した幸せな人生を送ることができるだろう。〈自分にとって大切なこと〉を見つけるには、回り道をすることもあるし、思わぬ出来事がきっかけになることもある。そうした自らの経験を語り、〈自分にとって大切なこと〉に従って生きようと説く、著者の声に耳を傾けよう。

## 回り道をしながら

私は子どものころからずっと医者になりたかった。その思いは強く、高校を卒業すると、私はためらわずに医学部へ進んだ。

実は、私は精神科医ではなく内科医を目指していた。ところが、勉強を始めて四年目、たまたま参加した精神科のセミナーに思いのほか熱中してしまった。精神医学の専門知識は新鮮なことばかりで、面白くて仕方がなかったのである。しかし、その気持ちを抑えるように、私は自分にきつく言いきかせた。

「いいや、おまえがなりたいのは内科医だ。内科医の道を進むべきだ」

数年後、私は内科の研修医になった。最初の研修先は内分泌の研究部門で、同僚たちは、ホルモン分泌の仕組みなどかなり専門的な研究に熱中していた。だが、私の関心は、なぜか拒食症に苦しむ少女たちのほうに引きつけられていた。同僚たちは「あれはここじゃ治らない。精神科の担当だ」と言って、興味を示さなかった。しかし、私は拒食症の少女たちの診察に夢中になっていた。

## 精神科医への転向

次の研修先は心臓内科だった。同僚たちは熱心に心筋梗塞の治療に当たり、大勢の命を救っていた。そんな中、手を焼かせる患者さんがいた。検査をしても心臓には何の問題も見られず、それをいくら説明しても、「動悸がするので、もう一度、ちゃんと診てください」と言い張るのである。同僚たちは言った。「不安症なんだよ。相手にするだけ時間の無駄だ」。しかし、私はここでも、この症例が気になって仕方がなかった。正直なところ、私の興味は、心臓の治療よりも、身体の病気と同じ症状を引きおこす・精神的な病の治療のほうに引かれたのである。

二十五歳の時、私は内科の勉強をひと通り終えた。しかし、いろいろな病気の診察を経験してみたかったので、専門医ではなく、一般医が休みをとる時の代理の医師を務めることにした。そうして多くの病気を診ていくうちに、私は確信した。私がやりたいのは、心理学と精神医学なのだ。私にとって重要なのは、同じ医学でも、内科ではなく精神科だったのである。「精神科医になろう」。私はそう決心すると、精神科でインターンからやり直し、新たな道を進みはじめた。

## 本の執筆に挑戦する

こうして、私は精神科医になった。内科医になるための勉強を終えていた私にとって、これは実に予想外のことだった。だが、心から望む仕事を見つけ、その仕事に就けたのだ。それは自分にとって非常に大切なことで、その後の私は充実した日々を送っていた。

そんなある日、思わぬことがきっかけで、もうひとつの道が開けることになる。それは、この本の編者である精神科医のクリストフ・アンドレ氏が声をかけてくれたことから始まった。〈自己主張〉をテーマに本を書いてほしいと言われたのだ。私は驚いて、「しばらく考えさせてほしい」と答えた。なにしろ、文章を書くのはからっきしだめなのだ。しかし、結局、私はこの依頼を引き受けることにした。

思いきって挑戦する気になったのは、何よりも、依頼をくれたアンドレ氏の熱意に応えたいと思ったからだ。アンドレ氏は貴重な時間を割いて私の研究内容を調べ、その上で、「ぜひともきみに執筆してほしい」と言ってくれたのだ。それに、私はもう若くはなかったので、失敗をそれほど恐れていなかった。「なるようになる」という気持ちだったのだ。

そんな経緯で始めたことだが、執筆は、今では〈私にとって人生で大切なこと〉のひとつとなっている。精神科医の仕事は、悩みを抱えた人たちの問題解決のお手伝いをすることだが、残念ながら、時間や距離の制約により、全員に会えるわけではない。だが、本を手に取ってもらうことによって、わずかながらであっても、そうした人たちの力になれると思うのだ。また、私自身にとっても、執筆は、書くことによって自分を見つめなおし、〈自分にとって大切なこと〉を再認識する素晴らしい機会を与えてくれるものとなっている。

## 精神科医を選ぶにいたったそもそもの理由に気づく

ある時、私は「いかに生きるべきか」をテーマにした本を執筆することになった。執筆にあたっては、当然のことながら、私自身が自分の人生について深く考えることになった。自分はどのように生きるべきだと思っているのか。今までどう思って生きてきたのか。自分の人生とはどんなものだったのか。それを知るために、私はまず、子ども時代を振りかえってみることにした。

子どものころ、私の家庭はとても貧しかった。父は妻と子ども三人を養うために、愚痴もこぼさず、週に六日、朝から晩まで働きに働いた。そして休みの日には、家族を海に連れていってくれることもあった。そんな父を見て、私は父への感謝とともに、働くことの素晴らしさを感じていた。父は、貧しくても懸命に働きさえすれば、家族でなんとか暮らしていけるということを、身をもって教えてくれたのだ。そういうわけで、幼い時から「努力する」ことが私の信条となった。後に、さほど学力優秀でもないのに医学部進学を決めたのも、この信条があったからだ。努力すればどうにかなる、そう思っていたので、何の不安もなく決心できたのである。今の私があるのは、父のおかげだ。子ども時代を振りかえってみて、私はそれをあらためて確認したのだった。

この過程の中で、もうひとつ気づいたことがある。子ども時代に見た母の姿と、精神科医を選んだ現在の私との間に、深いかかわりがあったということだ。これは思いもよらないことだった。

私の母方の祖母は、貧しさに耐えかね、当時まだ幼い子どもだった母たちを残して家を出てしまった。そのため、母が弟や妹たちの面倒を見たのだが、母自身は誰にも甘えられず、心に孤独を抱えたまま大きくなった。私は、母が大人になってもそのことで精神的に苦しむ姿を目にしながら育ってきた。だから、心のどこかに、母の心の傷を治してあげたいという気持ちがあったのだと思う。

私が精神科医の道を進むことになる始まりは、そこにあったのだ。私はずっと、精神科のセミナーや研修中のさまざまなことがきっかけで、精神科医になる決心をしたと思っていた。だが、その始まりはもっと深いところにあったのだ。私は、精神的な悩みを抱えていた母の心の傷を治してあげたくて精神科医になった。それが心の奥にあった〈自分にとって本当に大切なこと〉だったのだ。こうして子ども時代を振りかえることによって、私は〈自分にとって大切なこと〉に気づくことができたのだった。

## ◈――〈自分にとって大切なこと〉を見つけるための方法

このように、過去を振りかえることは〈自分にとって大切なこと〉を見つける大きな手助けになる。けれども、方法はそれひとつではない。〈自分にとって大切なこと〉を見つけるために、私は以下の三つが役に立つと思っている。

●過去を理解する
●現在の自分を見つめる
●未来について考える

では、具体的にどうしたらいいのか、今からお話ししていこう。

## ◇――過去を振りかえる

〈自分にとって大切なこと〉を見つけるために、まず、子ども時代のことを振りかえってみよう。昔の写真を見ながら、両親や親戚など身近な人と語りあってみるとよい。そして、自分のことだけでなく、両親の子どものころのことも尋ねてみよう。どこで生まれ、どうやって育ってきたのか、また、どうやって戦争をくぐり抜けてきたのかも聞いてみよう。

話を聞くうちに、自分は親から何を受けつぎ、そして、それをどうやって次の世代へ伝えていくべきか、そんなことを考えるようになるだろう。世代を超えて伝えられていくものが、人生の一部になっていくのだ。そこに目を向けてみると、〈自分にとって何が大切か〉がわかってくる。そうして、自分の歩むべき道のりが自然と照らしだされてくるはずだ。

## ◇――現在の自分を見つめる

〈自分にとって大切なこと〉を見つけるためにするべき次のことは、現在の自分を見つめなおすことである。

「あなたは、一日一日を大切にして生きていますか」。私はこの質問を、ストレスで苦しんでいる相談者にたびたび投げかける。というのも、こうした人たちは〈自分にとって大切なこと〉が何かを考えることもなく、ただ日々に追われて生きているだけのように見えるからだ。毎日することが山のようにあり、そのせいで疲れきっている。だが、気分が落ちこむ原因は、単に疲れているせいではなく、その人にとって〈大切なこと〉ができていないことにある。よい父親やよい母親として家族と一緒に過ごす時間、自分のために使う時間、それがまったくないのだ。それなのに、本人はそのことに気づいてさえいない。問題はそこにあるのだ。

そこで、私は〈自分にとって大切なこと〉を知ってもらうために、〈一週間の行動チェック〉を提案する。〈自分にとって大切なこと〉とは何かを考え、自分がこの一週間にやってきたことが、その〈大切なこと〉とどのくらいかかわりのあることなのか、あらためて見てもらう方法である。やり方は簡単だが、現在の自分を見つめなおし、人生について考えるには、非常に効果のあるものなのだ。今からその方法を説明しよう。

## 一週間の行動チェック

最初に、〈自分にとって大切なこと〉を紙に書いておく。次に、別の紙に、一日の自分の行動を細かく書きだしていく。その際、それがどれくらい〈大切にしたいこと〉とかかわりのあることだったかを考え、十点満点で点数をつける。かかわりがあればあるほど、点数は高くなる。たとえば、〈大切にしたいこと〉が「温かい家庭を築くこと」だった場合、家族とのドライブは十点、手料理をつくって家族と食卓を囲むのも十点。反対に、休みの日なのに得意先と早朝からゴルフに出かけるのは〇点。その後、飲んで夜中に帰り、家族と一度も顔をあわせないのも〇点、というようになる。家族を養うための仕事の一環とはいっても、行為自体を純粋に「温かい家庭を築くこと」という観点から見ると、両方とも〇点になる。そのように行動そのものを採点することがポイントだ。

それを一週間続けて、合計点を出す。点数が低かったら、それはこの一週間、〈大切にしたいこと〉とはかかわりのないことばかりをやっていたということである。

残念ながら、多くの人が、〈大切にしたいこと〉のためにはわずかな時間しか使っていないのではないだろうか。仕事ばかりで、子どもと一緒にいた時間、夫婦で過ごした時間がほとんどない、そんな人が多いのではないだろうか。

私の相談者のマルタンさんも、この〈一週間の行動チェック〉を行なったひとりである。マルタンさんには障害のある息子がおり、息子を幸せにすることが彼にとっての〈最も大切なこと〉だった。だが、マルタンさんは日によっては十四時間も働くほどの忙しい生活を送っており、息子と一緒に過ごす時間はほとんどなかった。それにもかかわらず、そのことに気づいてさえいなかったのである。この〈一週間の行動チェック〉を行なうことによって、マルタンさんは現在の自分の生活を見つめなおし、いかに自分が〈大切にしたいこと〉をなおざりにして生きていたかに気づくことができた。そうして今では、生活を変え、息子と充実した日々を送っている。

## 完璧主義に縛られない

現代人は忙しい。時間はいくらあっても足りないし、体力だってそうだ。だから、〈自分にとって大切なこと〉に気づいたら、意識的にそのために時間を取るようにしなければならない。それには、先ほどのマルタンさんのように生活を変えたり、ほかのことに使っていたエネルギーを〈大切なこと〉に振りむけたりする必要がある。こんなことを言うのは、すべてに完璧を目指すあまり、ストレスで身体を壊しかけた自分の経験があるからだ。その話をお聞かせしよう。

四十歳の時だ。私はとてつもない疲労感に襲われて、その原因を調べるために詳しい検査を受けた。最後に内科の教授の診察を受け、疲労の原因は過剰なストレスだと説明された。それを聞いて、私は言った。「ならば、ご心配なく。田舎に別荘を借りたので、そこでトマト栽培でも楽しもうと思っているんです。そうすればリフレッシュできるでしょう」。実際、自分でも気分転換の必要性を感じており、少し前に別荘の契約をしたところだったのだ。

教授は、まじめに、だがユーモアもまじえて、こう答えた。「そうですね。でも、ファンジェさん、あなたの今の様子を見ているると、別荘でトマトづくりを楽しんでいるうちに、それに熱中し、すぐにト・マ・ト・生産者になってしまいそうですね。自分のつくったトマトをフランスだけでなく、世界中の人たちに食べてもらおうとして、目いっぱいがんばってしまうのです。そして、またストレス過剰になって、私のところに来ることになると思いますよ」

私ははっとした。そのとおりなのだ。考えてみると、私は自分に厳しく、自分に対する要求が多すぎる。つまり、完璧主義者だったのだ。たとえば、気晴らしのつもりで何かを始めても、それに真剣に取りくみすぎてしまうのだ。トマトづくりでも話は同じだろう。この性格は、勤勉な父から受けついだものであり、私が医者としてやっていく原動力ともなっていた。だが、いっぽうで、すべてに完璧であろうとし、精神的にも肉体的にも自分を追いこんでしまうのである。そのせいで、本来ならば〈自分にとって大切なこと〉のために使う時間やエネルギーを使いはたしてしまうのだ。それではいけない。この時以来、私はすべてを完璧にこなそうとするのはやめるようにしている。完璧主義に引きずられ、疲れきってストレスをためたりするようなことがあってはならないからだ。

## 辛い出来事をきっかけに自分を見つめなおす

〈自分にとって大切なこと〉を知るためには、これまで紹介したように、〈一週間の行動チェック〉を行なったり、休暇や記念日などの特別な日に「一日一日を大切に生きているか」と自分に問いかけて、現在の自分を見つめなおしてみるとよい。しかし、時には、まったく予期せぬ形で、〈自分にとって大切なこと〉を知る機会が訪れることもある。

以前、私は大きな事故にあい、ひじを怪我して、数か月間、動かせなくなってしまったことがある。そこに待っていたのは、大変な生活だった。なにしろ、ひじの動かない私は、着替えもできず、靴も履けず、食事でナイフも持てず、生活のあらゆる場面で誰かに支えてもらわなければならなかったのだ。

だが、人間というのは、こういう時にこそ自分を見つめなおすものなのである。「私という人間の価値はどこにあるのだろう。仕事？　よい精神科医であること？　こんな怪我をして、この先ちゃんと働けるようになるのだろうか？」。私は健康が大切であることを身に沁みて感じ、それからは身体に気をつけるようになった。もちろん、健康が人生で〈最も大切なこと〉ではない。だが、健康でなければできないことがある。事故にあい、怪我をしたことで、それを知ったのである。

離婚も大きなきっかけとなった。三十二年間、自分は幸せな結婚生活を送っていると信じていた私にとって、離婚はまさに青天の霹靂《へきれき》だった。辛い経験だったが、振りかえってみれば、私は離婚によって「家族とは何か」を真剣に考え、現在を見つめなおす機会を得たのだと思う。その結果、私は子どもが自分にとってかけがえのないものだということをあらためて認識し、もっと子どものことを大切にすべきだと考えた。そして、それからは子どものことを何よりも優先するようになった。それまでも子どもを大切に思ってきたのは間違いないが、仕事ばかりであまりかまわずにきてしまったのだ。離婚当時、子どもはすでに成人していたが、私は親子の絆をより深め、愛情を再確認しようと努力した。

人生には辛い出来事も起こる。しかし、それをきっかけとして自分を見つめなおすことによって、

〈自分にとって本当に大切なこと〉を知ることができるのだ。そうして〈自分にとって大切なこと〉に従って、よりよく生きようとすることで、以前よりも豊かな人生を送れるようになるのである。

## ◈——未来について考える

さて、〈自分にとって本当に大切なこと〉を見つけるために、過去を振りかえり、現在を見つめなおしてみた。次にやるべきこと、それは未来について考えることである。

セラピーに際し、私は相談者にこんな質問をする。「もし、人生があと一分で終わるとしたら、真っ先に後悔することは何ですか？　二番目に後悔することは？　三番目は？」。次にこう聞いてみる。「では、最初に自慢に思うことは何ですか？　二番目は？　三番目は？」

こんな質問をするのは、その人が〈人生において大切にしたいこと〉は何かを知るためである。実は、最初に「後悔すること」が、その人にとっての〈人生において大切にしたい〉ことなのだ。「自慢に思うこと」のほうではない。その説明をしたあと、私は言う。「もし、まだそれを実行していないなら、今から始めてください。今夜すぐ。遅くとも、明日には。やらなかったことを後悔しないために、第一歩を踏みだすのです。いいですか、今すぐに、ですよ」

## 大切なのは方向を決めること

こうして、〈自分にとって大切なこと〉がわかったら、迷わずにそれに従って歩みだそう。人生に、よい人生、悪い人生などというものはない。だが、〈自分にとって大切なこと〉に従って生きていければ、後悔の少ない充実した人生を送ることができるだろう。

〈自分にとって大切なこと〉というのは、こうして、進む方向を示してくれるものだ。具体的に「どの道が正解だ」などということではない。重要なのは、どの方向へ進むべきかを示してくれる〈自分にとって大切なこと〉があるかどうかなのである。たとえば、ロータリーで車を運転しているとしよう。進む方向が決まらなければ、いつまでもぐるぐる回りつづけなければならない。そこで、この方向に進みなさいと出口に案内してくれるのが、〈自分にと

column 27

### ❖ 人生において大切なこと ❖

私はよくクリニックを訪れる相談者たちにこんな質問をする。
「人生があと1分で終わると仮定してください。やり残したことや、こうあるべきだと思うとおりにできなかったことの中で、真っ先に後悔することは何ですか？」

その質問によく返ってくる答えを紹介しよう。それこそが相談者たちが、〈人生において大切にしたい〉と思っていることだ。

- ◆ 子どもとの時間を大切にする
- ◆ 近親者や配偶者に心を配り、両親の最期をみとる
- ◆ 裏表のない人間になり、他人に尽くす
- ◆ 思いやりのある、親切で、情に厚い人でいる
- ◆ 芸術的センスを磨き、本物を見ぬく力や審美眼を養う
- ◆ 公平で偏りのない人間になる（相談者たちにとって公正さは非常に重要なことである。だが、世の中は公正ではないので、悩むようになるのだ）

読者のみなさんも「人生があと1分で終わるとしたら」と考えてみてほしい。

って大切なこと〉なのだ。

方向を決めたら、あとはその道を進むだけだ。どこまで行くかをすぐに決める必要はない。到着地点は問題ではない。それよりも、それぞれが自分の取るべき進路を選び、その方向に歩みつづけることが大切なのである。

## 人生の評価

「自分の人生は成功だったかどうか知りたいのです」。多くの人が、こんなことを言う。つまり、これまでの人生における成功と失敗を並べあげ、総じて、よかったのか、そうでなかったのかを知りたいということだ。

だが、人生をそんなふうに評価してみたところで、何の意味があるだろう。人生は成功や失敗で測れるものではないし、だいいち、人生を評価すること自体がおかしい。それよりも、次のように自分に問いかけてほしい。「自分自身で進む方向を選んでいるか」「自分に正直であるか」「子どものころなりたかった人物像に近づこうと、努力しているか」。重要なのは、〈人生において自分にとって大切なこと〉を見つけ、それに従って歩みつづけることなのだ。

〈人生において大切なこと〉というのは、道しるべのようなものであり、私たちを導いてくれるものである。しかし、だからといって、かたくなにそれに従う必要はない。途中でこの道はやっぱり違うと思ったら、いつでも方向転換すればよい。カーナビだって、こちらが道を間違ったら、別の行き方を教えてくれるではないか。手探りしながら、自分の進むべき道を探そう。私も精神科医になって数十年になるが、そうして迷いながら人生を歩んできた。困難に直面した時は、〈人生において大切なこと〉に従うことで乗りこえられるものだ。そのためにも、不意にやってくる思わぬ出来事を、いつでも受け入れられるようにしておこう。それが、自分にとっての〈人生において大切なこと〉を教えてくれるかもしれないのだから。

第21章

# 現状打破の極意

ロジェ・ジュムブリュンヌ

なんとか今の状況を脱したい。心の病を抱えていたり、あるいは何か不安を感じていたりしたら、そう思うだろう。そうでなくても、日常生活の中で不満を感じて、どうにか現状打破したいと思っている人は少なくないはずだ。そのような状況を乗りこえるひとつの方法として、著者は「状況に適応する」ことを提唱している。子どものころの祖母との思い出から著者が悟ったその方法とは――。

## ――現状をよくするには「変化」すること

「物事がうまくいかない」、「停滞している現状を打破したい」。そんな時、あなたならどうするだろう？　なんとかして「状況を変えよう」とするのではないか。まず思いつくのは、「ほかのやり方をする」方法だ。これは、行動の仕方や考え方、物の見方を変えることによって、状況を変えていく方法だ。状況を変えるには、実はもうひとつ方法がある。それは「状況に適応する」というものだ。えっ、うまくいっていないから状況を変えたいのに、どうしてその状況に適応しなくちゃいけないのか？　と思われるかもしれない。実際、治療法のひとつとしてこの方法を提案すると、たいていの相談者が驚く。かくいう私も、これが「状況を変える」方法だと理解するまでに長い年月がかかった。

そこで今回は、「状況を変えたい」と考えている読者のヒントになるように、このふたつの方法をご紹介し、あわせてその方法を実践するコツについてもアドバイスしたい。特に「状況に適応する」方法については、私自身がその意味や内容を理解していった経験をまじえてお話ししようと思うので、参考にしていただければ嬉しい。まずは「ほかのやり方をする」である。

## ◈――「ほかのやり方をする」方法

物事がうまくいかないとか、思ったような進歩がないとかいう場合は、そのやり方が状況にあっていないことも多い。そんな時は別のやり方を探してみることだ。まず、どんなやり方が状況にあうのか、今とは違う行動の仕方や考え方をいろいろ模索し、状況にふさわしいやり方を探す。そして、これはいけそうだと思うやり方が見つかったら、試してみる。無理はないか？　きき目はあるか？　問題がなければ、そのやり方を続けて「状況を変える」のだ。

では、その実践例をご紹介しよう。

## 相談者へのアドバイス――試験で緊張した場合

まず、実際のセラピーでの例、ジャックという大学生のケースだ。

ジャックは、試験になるとひどくあがってしまい、何度も口頭試問で失敗したと言ってセラピーを受けにきた。試験場へ入る時、いつもこう考えてしまうのだそうだ。「きっと答えられない。しくじるに決まってる。絶対に受かりっこない」。すると、体がこわばり、脚が震え、みぞおちがきゅっと差しこむ。そして、試験の間じゅう苦痛と絶望感にさいなまれ、試験官の質問に集中できず、結局しどろもどろになるという。

この状況を変えるため、私はジャックに三つの対処法を提案した。

まずは、体がこわばり、震えそうになったら、軽く体を動かすことだ。そうして筋肉をほぐしてやることで、身体も気持ちも楽になる。

ふたつめは、悲観的な考えが浮かんだら、冷静に、現実的になって考えなおしてみることだ。「失敗するかもしれない。でも、必ず失敗するとは限らない」「それに試験のひとつやふたつ失敗したって、死ぬわけじゃない」と考えてみるのだ。悲観的な考えにはこれといった根拠がないことも多い。冷静になり、状況を客観的にとらえれば、気持ちも落ち着いてくる。

三つめは、考えこまずに、自分の外にあるものに目を向けてみること。窓の外の景色を見てもいいし、壁の絵を眺めてもいい。とにかく自分の内面から気をそらすことが、緊張した精神状態から抜け出すきっかけとなるはずだ。

ただ、こういう対処法は人それぞれであり、ジャックの場合に限らず、有効なやり方を見つけるのはそう簡単なことではない。というのも、相談者にはひとりひとりその人特有の症状があるため、それぞれの症状を把握し、それにあわせた方法を探す必要があるからだ。その作業は試行錯誤の連続であり、とうてい医者だけでできることではない。相談者本人の協力が不可欠だ。だから、私は、相談者と医者はセラピーにおけるパートナーだと考えている。

## 日常生活への応用

「ほかのやり方をする」方法は、日常生活において現状を変えたいと思った時にも使える。私自身が実際に行なった例をご紹介しよう。

ひとつは、子どもとの会話がうまくいかなくなった時のことだ。わが子が急に口をきかなくなったのだ。親として私は悩んだ。しかし、はっと気がついた。この子は成長したのだ。それなのに、いつまでも幼い子どものように扱っていた。そこで、子どもの成長にあわせて話し方や接し方を変えてみると、少しずつ会話が成立するようになっていった。

もうひとつは、趣味の話だ。私は長年テニスを楽しんでいたが、年をとるにつれひざが悲鳴をあげだした。それならばと、年齢と体力に見あったスポーツを考え、サイクリングを始めた。これだって、「ほかのやり方をする」という一例なのだ。

つまり、「ほかのやり方をする」のは、いろいろな場面で使える手だということだ。気分転換やダイエット、倹約などなど、日常のちょっとしたことでも、いつもと違う方法を試してみたらいい。ほんの少しの発想の転換で、思わぬ効果が出るものなのだ。

## ◈――未熟だったころの思い出

さて、変化のもうひとつの方法は、「状況に適応する」ことだが、その説明をする前に、私の子どものころの思い出話をすることをお許しいただきたい。というのも、私自身がこの方法を理解する長い道のりの始まりがその日にあったからだ。もちろん、幼い私はそんなことを知る由もなかった。

### 忘れられない祖母との会話

それは私が十二歳のころ、祖母と交わした会話だった。そのころまで祖母は元気に過ごしており、私が訪ねたその日も、いつものように楽しくおしゃべりしていた。だが、ふと静かにこう言ったのだ。

「あと何回、おまえとこうしておしゃべりできるんだろうね……。そろそろおばあちゃんのところにもお迎えがくるころだ。いろんなことがあったけど、いい人生だった。もう思いのこすことはないよ」

突然のことで、一瞬言葉も出なかった。それまで祖母の死など考えたこともなく、ようやく口から出たのはこんな言葉だった。

「おばあちゃん、何を言ってるの？　まだまだ長生きしてよ！」

大好きな祖母の死を想像して、私はただ悲しかった。それなのに、祖母は穏やかな顔をして微笑んでいる。しばらくして祖母は病床に就き、望みどおり天に召されていった。

大人になった今ならわかる。私と話していたあの瞬間、祖母はある境地に達したのだ。あの時から、祖母はおびえることなく人生の幕切れに向かって歩みはじめ、穏やかな心で死を迎えいれた。つまり、死はすぐそこにあるという状況に適応して、祖母は変わったのだ。

だが、祖母の変化を目の当たりにしながらも、幼い私にはそれを理解することができなかった。未熟な子どもには、淡々と死を受け入れることで死の恐怖を乗りこえられるなどとは想像すらつかなかったのだ。私が祖母との会話の意味を理解するには、それから多くの経験を経なければならなかった。

## 終末期の人々とのやりとり

祖母との会話から数年後、私は精神科医となり、ターミナルケアのスタッフとして、終末期の患者たちと向かいあっていた。悔やんでも悔やみきれないが、この時も私は、祖母と会話を交わした時と同じ間違いを犯してしまった。終末期の患者に生への希望を持たせたいと思ってしまったのだ。

だが、私の思いをよそに患者たちは淡々としていた。「お葬式の遺影は去年の誕生日に撮った写真にしてほしい」「死んだあとのペットのことが心配で……」「今、遺言を書いているんですが、アドバイスを頂けませんか？」。そんな言葉を投げかけてくるのだ。私にはその気持ちが理解できなかった。いや、理解したくなかっただけかもしれない。

もちろん医者である限り、死に対する心がまえは当然できていなければならない。そのための訓練も重ねる。しかし、駆けだしだった私は、患者に希望を持たせたいと思うあまり、死を受け入れたような患者たちの言動を受け入れることができなかったのだ。裏を返せば、ありのままの自分を認めることができなかったともいえる。つまり、自分にできることは限られているという厳しい現実を直視できなかったのだ。

だが、患者たちは死という状況に適応して、死への準備を進めていたのだ。今なら、私もその人たちに寄りそうことができる。しかし、当時の私には精神科医としての知識も経験も、さらには人間としての成熟度も足りなかったのだ。

## ◈――「状況に適応する」方法

私が「状況に適応する」ことが「状況を変える」ひとつの方法だと理解できるようになるには、それから十年あまりの時間がかかった。その十年の間、私は大学の付属病院で精神科医として臨床経験を積みながら、多くの先輩医師の研究に触れる機会を得ていた。

その中には、〈認知行動療法〉もふくまれていた。認知行動療法には、相談者の変化をうながす療法として、「ほかのやり方をする」方法と「状況に適応する」方法に相当するものがある（コラム28参照）。その療法を実践しながら、私は多くのことを学んでいった。

column 28

## オペラント技法とレスポンデント技法

認知行動療法のもとになった行動療法は「行動」を重視する治療法で、いろんな技法を用いて、行動を変えていくものだ。その技法を大別すると、〈オペラント技法〉と〈レスポンデント技法〉に分けられる。

「やり方を変える」方法に相当するオペラント技法は、20世紀前半のアメリカの心理学者エドワード・ソーンダイクやバラス・スキナーの理論をもとにしている。たとえば、〈宿題をしたら、おやつをもらえる〉というように、ある行為をして、望ましい結果を得られると、その行為をもっとするようになる、という学習の理論だ。反対に、〈いたずらをしたら、怒られる〉というように、ある行為の結果、望ましくない結果を得ると、その行為をしなくなる、というパターンもある。オペラント技法は、こうした理論を応用して、ある行為を増やしたり、減らしたりしていくものだ。

いっぽう、「状況に適応する」方法に相当するレスポンデント技法は、「パブロフの犬」で有名な19世紀のロシアの生理学者イワン・パブロフの研究がもととなっている。「パブロフの犬」というのは、犬にベルの音を聞かせて餌を与えることを繰り返すと、犬はベルの音を聞いただけで唾液《だえき》を出すようになるという実験で、いわゆる条件反射の研究だ。このパブロフの研究から発展した理論を応用したのがレスポンデント技法で、その代表的なひとつ曝露療法では、不安や恐怖を感じる状況に慣れさせることで、その状況から条件反射的に生じていた不安や恐怖を感じないようにしていく。

こうした技法は、日常生活のレベルで取り入れられるものも多いが、セラピーとして行なう場合は専門家の適切なアドバイスを受けることが望ましい。

## 「状況に適応する」ことは慣れること

「状況に適応する」ことは、言いかえれば、慣れることだ。同じ刺激を何度も受けると、人は徐々にその刺激に慣れ、最後には反応しなくなる。この慣れのメカニズムがセラピーに応用されている。たとえば、恐怖症に悩む相談者を、人前で話す、エレベーターに乗るなど逃げ場のない場所に行くといった、その人が恐怖を感じる状況にあえて置いてみる。相談者は、最初はパニックにおちいりそうになっても、何度も同じ体験をすると、徐々に慣れて、不安を感じなくなっていくのだ。

この療法を実践するうちに、私は、祖母や終末期の患者たちも、この慣れのメカニズムを利用して変化を遂げたことに気がついた。祖母や患者たちは、容赦なく迫りくる死に対して、言いようのない恐怖を感じていたに違いない。だが、死からは逃れられない、ならばその状況にあわせるしかないと悟って、祖母たちは慣れる努力を始めたのではなかろうか。だんだん年老いてくる自分の姿を鏡に映したり、死に関する本を読んだり、気の置けない人と死について語りあったりすることで、繰り返し死と触れあい、次第に慣れ、死に対する恐怖心を克服していったのだと思う。その結果、祖母たちは、恐れることなく、穏やかな心で死を受け入れることができたのだ。

こうして私は、祖母たちが身をもって教えてくれたことをようやく理解できるようになった。それからは、ますます積極的に「状況に適応する」方法をセラピーに取り入れるようにしている。

## アクセプタンス——新たな概念

ここ数年、認知行動療法を研究する精神科医の間では、「アクセプタンス（受容）」という言葉がひんぱんに取りあげられている。これは、認知行動療法の新たな潮流である〈アクセプタンス・コミットメント・セラピー（ACT）〉の核となる概念を表わす用語だ。アクセプタンス・コミットメント・セラピーは、アメリカの心理学者スティーブン・ヘイズが始めたもので、感情や記憶、辛い思いなどと闘うのではなく、それらを受容しようという立場に立った治療法である。

この考え方は、ここまで説明してきた「状況に適応する」方法に近いものだ。今では、「アクセプタンス」のほうが用語として広く認知されているが、私は「状況に適応する」という言い方が気に入っている。「アクセプタンス」は受容、すなわち受け入れるということで、意味はわかりやすい。だが、個人的な印象では、ただ受け身の状態で待つような感じもする。それに対して、「状況に適応する」というのは、「適応する」という動詞を使うことで、本人が能動的にかかわろうという姿勢を表現しているように思える。状況を変えようとする意気込みが表われているこの言葉を、私はあえて使いたい。

## ◈——ふたつの方法を組みあわせて

「ほかのやり方をする」方法と「状況に適応する」方法の実践にあたっては、このふたつは密接にかかわりあっているため、交互に繰り返して行なうのが望ましい。

泳ぎの練習を例に取ってみよう。初めて泳ぎを習う時、まずは水の中に入り、水に慣れることから始める。つまり、自分の身体が水の中にあるという「状況に適応する」のだ。初めて泳ぎを習う人は、水に入るとまず呼吸できない。そして、水の抵抗があり動きにくいなど、陸上での動き方が通用しないことがわかる。そこで、水中にふさわしい動き方を探して「ほかのやり方をする」。水中では歩きにくいので、魚のように水面に体を横たえて浮いてみる。次に、腕で水をかき、脚で水をけるイメージで手足を動かしてみる。そうして泳げたら、再び「状況に適応し」てみる。つまり、その動きが自然にできるようになるまで繰り返すのだ。すると、泳げなかった「状況を変える」ことができる。

これと同様に、セラピーにおいてもふたつの方法を効果的に組みあわせれば、よりうまく「状況を変える」ことができ、症状を改善できる。

## ◇──「状況を変える」方法を成功させる三つのコツ

ここまで、「状況を変える」方法についてご紹介してきたが、重要なのは、何より相談者本人のモチベーションだ。というのは、「ほかのやり方をする」にしろ「状況に適応する」にしろ、「状況を変える」には時間がかかるものだからだ。だから、モチベーションを保って、その方法を根気強く続けていくことが大切になる。そこで、モチベーションを維持して、現状打破を成功させるための三つのコツをご紹介しよう。

## 1．「変える」対象は自分に限る

古代ギリシアの哲学者エピクテートスはこう言っている。

「自分に関係のないことはすべて、変えようと思ってもしょせん変えられない。そんなことをしても時間の無駄だし、何より、自分にとっても相手にとっても不幸な結果になるだけだ」

セラピーを行なう際、私はエピクテートスのこの教えに従うようにしている。たとえば、ある患者が夫についての不満を漏らしたとする。夫はいつも無愛想で喧嘩腰だというのだ。夫を変えたいというその相談者に、私はこうアドバイスする。

「あなたが小言を言ってもご主人は変わらないでしょう？　ご主人の問題はご本人に任せましょうよ。それより、あなたがご主人の態度にいらいらしないように、上手に気分転換をする方法を考えてみませんか？」

だが、とかく人は他人のことに首を突っこみたがる。当の私だってそうだ。妻にあれこれ指図して、「余計なお世話よ！」と何度怒られたことか。あるいは、「最近の若い連中は……」とぶって、煙たがられたり。要するに、何かを変えようと思ったら、自分が変わったほうが早いのだ。

## 2．目標は、具体的に「〜しよう」という言葉にする

目標があいまいだと、自分がはたして「状況を変える」ことができたのか判断がつかなくなる。だから、具体的な目標を設定するのが望ましい。そして、行動に移しやすいように、「〜したい」「〜しよ

う」という言葉にするとよい。

たとえば、太っている自分を変えたいなら、「三キロやせよう」と数字で目標を掲げる。「毎日十五分、運動をしよう」「今よりひとつ小さいサイズの服を着たい」などでもいい。人前で話すのが苦手なのを克服するには、「～の会で話してみよう」はどうだろう。あるいは、よく人とぶつかってしまうのであれば、「反論するまでに百数えよう」とか「○○さんと仲よくしたい」とかが考えられる。最初は小さな目標でいいのだ。実際にやってみて、その目標を達成できたら、もうワンステップ高い目標を掲げる。それを繰り返せば、最終的に「状況を変える」ことができるはずだ。

## 3.〈おまじないの言葉〉を持つ

私には、困った時に思い出す〈おまじないの言葉〉がある。それは、ピンチの時に自分自身に向けて出す指令のようなものだ。パニックにおちいり、どうすればよいかわからない時でも、この言葉を思い出せば、次に取るべき道がわかるのだ。この〈おまじないの言葉〉は短いほうがよい。覚えやすいし、いざという時すぐに思い出せる。

では、例をふたつ。ひとつめは、「根拠はない！」。これは、心配性で物事を悪いほうへと考えがちな相談者に効果があった言葉だ。この相談者は、子どもの帰りが遅いと、「車にはねられたんだわ！」、夫から電話がなければ、「わたしに腹を立てているのかしら？　それとも何か隠し事でもあるの？」などと考えてしまう。そこで、「根拠はない！」という言葉を〈おまじないの言葉〉にすることを提案した。頭の中で最悪のシナリオが展開しだしたら、「根拠はない！　ただ寄り道してるだけかも」とか、「根拠はない！　きっと忙しいのね」とかのように考える。そうして冷静に状況を把握する癖をつけ、パニックにおちいらないようにした。

もうひとつは、「大木よりもアシ」である。これは、十七世紀の詩人ラ・フォンテーヌの『寓話』に倣《なら》って私が創作し、セラピーでも使っている言葉だ。

その意味はこうだ。大木はどっしりとしていて、ちょっとやそっとでは動かない。それはある意味、何があっても態度を変えない頑固さの象徴である。いっぽう、アシはそよとした風にもなびいてしまう。細くて頼りない存在だが、それは同時に柔軟な性質を表わしている。だから、もし頭が固くなっていると感じたら、アシのように柔軟に考えてみよう……。

必要以上に頑固になっていると感じた時は、私自身もこの言葉を思い出すようにしている。読者諸氏にもぜひお勧めしたい言葉だ。

## ◇——まとめにかえて

最後に、変化のために大切なポイントを〈おまじないの言葉〉風に三つにまとめたので、参考にしていただきたい。

- 状況を変えたいなら、状況に適応する！
- 変わるのは、自分自身！
- 目標は、具体的に！

第22章

# 仕事のストレスをコントロールする

ドミニク・セルヴァン

仕事でストレスを感じない人などいない。その原因はさまざまだが、世の中全体の流れが速くなったことや、職場で正当に評価してもらえないこと、人間関係の悩みをあげる人が多い。精神科医で文筆業にも携わり、多忙な毎日を送る著者も例外ではない。自らの職場での辛い経験を語り、ストレスから身を守る方法とストレス解消法についてアドバイスする、著者の声に耳を傾けてみよう。

## ――ストレスとの向きあい方

「どうして先生は、そんなに落ち着いていているんですか？　ストレスがないんですか？」

これまで、私は何人もの人からそう言われてきた。もちろん、そんなことはない。誰しもストレスを抱えているものだ。精神科医である私でも、仕事中にストレスや不安を感じることがある。ただ、表には出さないよう、自分自身をうまくコントロールできているだけなのだ。

コントロールできているとはいっても、どんな時でもストレスを解消できているわけではない。だが、ちょっとした工夫で、心身の消耗を避けることはできる。大切なのは、ストレスをためないことだ。というのも、ストレスは、仕事に大切なバランス感覚や充足感の最大の敵である、疲労感や士気の喪失に結びつきやすいからである。だから、自分はストレスにどれだけ耐えられるのか、つまり、どの程度のストレスならば自分は心の健康を保っていられるかをよく見きわめて、限度を超えないようにすることが大切だ。

誰もがそうであるように、私も日々、仕事のストレスにさらされている。何度も逆境を経験してきたし、これからも試練が待ちうけているはずだ。ストレスに対してどう向きあうべきか？　どうすればストレスをためこまず、充実した日々を送れるだろうか？　それについて、これから私自身の経験をまじえてお話ししよう。

## 働きすぎは禁物

私は仕事が好きだ。働いていると安心感が得られ、気分もよい。仕事で退屈することはまずない。職業柄たくさんの人に出会えるし、手がける仕事も多岐に渡るからだ。診察の合間に大学で講義も行なえば、研修にも立ちあう。学会で討論もすれば、本も書く。毎日することでいっぱいだ。では、もし、仕事を減らしたらどうなるだろう？　いや、極端に言って、辞めたらどうなるか？　きっと、することがなくなって、不安におちいるに違いない。

私の場合、このように、仕事のおかげで自分を受け入れ、充足感を得ることができている。だが、そのせいで行きすぎてしまうこともある。一般的に、仕事に熱中している状態と仕事依存との間に境界線を引くのは難しい。幸い、私は、仕事に一番のめりこんでいた時でさえ、ワーカホリック〔訳注　仕事中毒。家庭や自分の健康を犠牲にしてまで、仕事に熱中する状態〕になったことはなかった。必要以上にヒートアップしないよう気をつけているからだ。だが、仕事にのめりこみすぎて、ワーカホリックに近い状態になってしまう人は、少なくないのではないだろうか？　それではいけない。

これだけははっきりさせておこう。仕事が人生のすべてではない。肝心なのは、人生を謳歌することだ。仕事のせいでほかのことに興味が持てないほど疲労困憊《こんぱい》し、家族や友人と過ごす時間がなくなってしまうようなら本末転倒だ。そんなふうになるくらいなら、仕事量を減らすべきだ。仕事からちょっと離れてみることも大切だ。

## 時間に追われてはいけない

テクノロジーの進歩により、現代人はすべてにおいてスピードアップを余儀なくされている。その結果、時間に追われ、仕事でもプライベートでも、自分にとって大切だと思っていることに、十分な時間を取ることができなくなっている。

私が医者になったばかりのころは、簡単な手紙を送るにも、それなりに時間がかかった。秘書に内容を口述し、タイピングしてもらったら、目を通し、修正してからサインして送っていたのだ。ところが、

Eメールが主流の現代では、送信ボタンを押した瞬間に、伝えたいことが相手に届く。資料の入手も簡単になった。以前は、専門的な資料は研究機関や大学から取りよせてもらわなければならないことが多く、その手配のために、週に半日は図書館にこもって、黙々と資料の情報を申請書に書きこんだものだ。おまけに、郵便で本が届くまで、二週間は待たされた。インターネットで読みたい文書をいつでも閲覧できる現在とは雲泥の差である。おかげで仕事も楽になった。だが、そのせいで仕事量も増え、かえって、常に時間に追われて働かざるを得なくなっている。その意味で、現代人がハイテクの負の側面の犠牲になっているのは否めない。

また、テクノロジーは私たちの生活を便利にするいっぽうで、私たちに時間を失わせているのも事実だ。たとえば、誰でも仕事中に携帯メールをチェックしたり、趣味のサイトを見たり、週末の天気をチェックしたりした経験があるだろう。私たちはそうやって、無意識のうちに、目の前の仕事、つまり仕事のストレスから逃避しているのだ。だが、必ずしもそれでストレスが解消できるわけではないし、それよりも、休みなく何かをしているせいで、疲労感を覚えることのほうが多いはずだ。こうして私たちは、さらにストレスをため、時間に追われ、本当の意味で時間を自分のために使うことができなくなっている。

だが、時にはちょっと、立ちどまってみよう。時間に翻弄《ほんろう》され、大切なことを見失ってはいないか？　人生で一番大切なのは、今この時、この瞬間なのだ。失った時間は二度と帰ってこない。これを肝に銘じておこう。そうすれば、余計なことに時間を使ったり、時間に追われてストレスをためるようなことは少なくなるだろう。では、具体的にはどうすればいいのか？　ここで、私が常日ごろ実践している四つのことを紹介しよう。これらは特に、仕事によるストレスを予防する助けになるはずだ。

## ストレス予防の四つの鉄則

●困ったことが起きても、その場ですぐに反応しないこと。特に、すぐに解決策が見つからず、考えてもプレッシャーになるだけだというような場合は、じたばたせずに判断を先送りしよう。

●一日の終わりに、その日にあったよいことを思い出してみること。ささいなことでいい。昨日よりちょっとでもうまくできたこと、同僚から嬉しい言葉をかけてもらったことや、誰かのアドバイスが役に立ったこと、友人とのおしゃべりが楽しかったことなど。必ず、ひとつ、ふたつは見つかるはずだ。

●仕事中は、時々休憩すること。つかの間でも休めば、一日を乗りきるためのバッテリーをチャージすることができる。

●休日は仕事を忘れること。ひとりになるのもいいし、家族や友人などと一緒に過ごすのもいい。また、あまり身体を動かさない仕事をしている人は、身体を使った作業や家事などをするとよい。リラックスできるし、何かをなし遂げた手応えが感じられるからだ。

こうすれば、今よりも、仕事に関する日々のストレスをためこまなくてすむようになるはずだ。だが、職場でのストレスは仕事自体のストレスだけではない。人間関係の問題が加わるからだ。そんな時は、また別の方策を見つけて、困難を乗りこえなければならない。人間関係については、実際、私も職場で苦しい思いをしたことがある。これからその経験をお話ししよう。

## ◈――職場での辛い経験

何年も前になるが、私は窓際に追いやられた経験がある。理由もわからぬまま、担当していたプロジェクトから外され、荷物をまとめて部屋を移ることになった。相談者とのセラピーの時間以外はそこにずっといなければならなかったのだが、部屋は狭く、仕事をいっさい与えられず、ひどく気がめいった。会議に出ると、各自が抱えているプロジェクトについて順番に質問されたが、私だけが無視され、その後は、ほかの人が抱えるプロジェクトの情報もろくにもらえなくなってしまった。

今でこそ、ようやく、その時のことを冷静に振りかえることもできるようになったが、当時は毎日が辛く、憂うつで、精神的に追いつめられていた。反論も弁明もできず、自ら打つ手のないまま、自分にはもう退職するしか道がないのだと思いつめ、生きているのさえ苦しくてたまらなかった。

しかし、そのような状況にあっても、なんとか光を見いだすことができた。では、どうしたのか？それについてお話しよう。

### 職場での冷遇を乗りきる

まず初めに、「私はだめじゃない」と自分に言いきかせた。私は間違っていないのだ。たとえ、同僚から冷たい目で見られようと、私に何か非があるわけではない。堂々としていよう。誤解があるとすれば、それは私の仕事が正しく理解されていないからだ。同僚たちがまともに判断できないのもそのせいだ。そう考えた。

幸いにも、同じ部署以外の人たちは、温かく見守ってくれていた。それに気づいた私は、ある時、思いきって他部署で働く、同じ精神科医である友人に悩みを打ち明けてみた。すると、それがきっかけで部署の異なる人たちに相談ができるようになり、元気づけてもらえるようになったのだ。心ある人たちのサポートを受け、私は思った。私はひとりではないのだ。こうして私は、辛い経験を乗りきる勇気を得たのだった。ある部長には特に感謝している。私を自分の部署に異動させてくれたのだ。あれから何年もたつが、快適に仕事を続けていられるのはその人のおかげなのだ。

だが、そうなるまでの間は、本当に苦しい日々が続いた。今だから言えるが、当時の私には病院を辞める覚悟もあった。開業を念頭に計画を練り、空き物件を見にいったりもした。だが、なかなか踏んぎりがつかなかった。そんなある日、自分に問いかけてみた。自分が一番したいことは何だろう？　一番人の役に立てる場所はどこだろう？　そうしたら、病院に残りたがっている自分にはたと気づいた。そして、私のセラピーを頼りにしてくれている相談者たちのために残らなければならないという確信を持ったのである。それが、どんなに辛くても辞めなかった理由だった。

いっぽう、職場以外にも自分の居場所を見つけるようにした。休日には、子どもたちとよくスポーツをし、音楽も聴いた。こうした気分転換もかなり役に立った。

もし、職場で苦しい思いをしたら、私のこの経験を参考にしてほしい。そして、「自分はだめだ」と思って自らを追いつめたりせずに、助けを求めてほしい。注意してまわりを見てみよう。すると、あなたのことを悪く思っていない人も多いことに気づくだろう。ひどいと思いながら、どうすることもできずに見ている人もいるし、あなたがそんな辛い目にあっていることを知らない人も多いはずだ。私の場合、他部署の人に思いきって相談したことでサポートが得られ、道が開けた。辛い思いを自分ひとりの胸にしまって、孤立するのはやめよう。そんなことは、自ら救いの手を拒むことにほかならないからだ。

## ◈——〈共感〉と精神科医のストレス

ストレスなどなく仕事ができるに越したことはない。特に、先ほどお伝えした、職場での私のような経験をすることなど、絶対にあってはならないことである。

いっぽう、少しおかしな言い方かもしれないが、私は、精神科医という仕事をするには、ストレスや不安を抱えた経験が多少はあるほうがよいと思っている。というのも、人は自分で感じたことしか理解できないからだ。

学生時代、人徳とユーモアを兼ねそなえた教授から言われたことがある。

「医学部の履修科目にない唯一の研修は、病気を体験することです。これは非常に残念なことです。実際に病気になってみなければ、わからないことだらけなのですから」

たしかに、医療従事者には患者と痛みを分かちあい、心の不安をくみ取ることが求められる。精神科医の仕事は、相談者のストレスや不安を軽減することにあるが、そのためには、真の感情を分かちあう必要がある。ストレスや不安の苦しさを知っていることは、その大きな助けになるのだ。精神科医は相談者に〈共感する〉ことが大切なのである。

## 〈共感〉するがゆえにストレスを感じる

だが、この〈共感〉は、精神科医にとっては両刃《もろは》の剣《つるぎ》でもある。ここからは、それについてお話ししよう。

精神科医は相談者の悩みや苦しみに耳を傾ける。相談者の中には、話しているうちに感情をあらわにしたり、泣いてしまって、そのことをあやまってくる人もいるが、そんな時、私はこう答える。

「問題を抱えているのですから、冷静でいられないのは、無理もありません。でも、心配いりませんよ。私の仕事はみなさんの話を聞くことで、そのために私はここにいるのです」

実際、そうなのだ。精神科医の仕事は、相談者が自己への理解を深め、行動を起こし、人生に対する視点を変えて軌道修正するのをお手伝いすることだが、そのためには、何よりもまず、相談者の話に辛抱強く耳を傾けることが必要なのだ。

それでも、相談者の悩みや苦しみを聞くことが、精神科医にとってストレスになることは否めない。というのは、話を聞いて、その苦しみに〈共感する〉と、自分のほうまで辛くなってくるからだ。相手が喜んでいればその喜びを一緒に感じる、悲しんでいれば、その悲しみを一緒に感じる、それが〈共感〉だ。精神科医はセラピーで相談者が口にする不安や苦しみに、否応なく〈共感〉するため、おのずとストレスがたまってしまうのである。

だが、相手の苦しみを自分のことのように感じることもなく、言葉だけのアドバイスをしたり、教科書的な慰めを言ったところで、何になるだろう？　そんなものは何の意味もない。このストレスはある意味、精神科医の宿命なのである。

## 〈共感〉によって癒やされる

ところがある日のこと、私は思いがけず、そんなストレスを一掃するような体験をした。それは、あるがん患者の女性をとおしてのことだった。

その女性は、私のところに通院するようになってから数年後に亡くなったが、生前、病気にならなければ私に会うことはできなかったと語り、診察の時間が好きだとまで言ってくれた。私と話すと元気になり、生きていく勇気がわいてくるというのだ。

だが、私からすると、自分が本当に役に立っているとは思えないこともあった。容体が悪化していく中、不安で気持ちが動揺し、死に対する恐怖を口にするその女性を前にして、どう答えていいかわからなかったからだ。そんな時は、ただその苦しみを一緒に感じながら、話を聞くことしかできなかった。

その人が亡くなると、ご主人から手紙が届いた。そこには、奥さんがどれほど診察の時間を楽しみにしていたか、終末期に、どれほど私が支えになっていたかがつづられていた。「妻は言っていました。『先生がわたしの苦しみを自分のことのように感じてくださっているのがわかるのよ。そして、先生ご自身がそうやって苦しみながら、表面的な慰めを言ったりせず、じっと話を聞いてくださるので、わたしは救われた気持ちになるの』。おかげさまで妻は穏やかな最期を迎えることができました」そう記されていた。

それを読んだ時、私は、今までさまざまな相談者から吸収してきた、あらゆる悩みや苦しみから、いっぺんに解放された気持ちになった。手紙の中にその女性のセラピーに対する感謝と喜びがあふれているのを感じ、そして、その気持ちに〈共感〉することによって、今度は私のほうが癒やされたのである。

「〈共感〉とはこういうことを言うのだ」私は思った。それは、言葉に頼らず、純粋に相手と感情を分かちあうことだ。感情を示して相手の気持ちを受けとめることのない人に、この仕事は務まらない。そう思ったとたん、私は精神科医である幸せをかみしめていた。精神科医は、普段は相談者のネガティブな感情に否応なく〈共感〉するのでストレスがたまるものだ。しかし、そうやって相手と一緒に苦しんでいると、その気持ちが相手にも伝わり、今度は喜びや感謝というポジティブな感情が返ってくる。すると、そこでまた〈共感〉の作用が働いて、ストレスが一気になくなる。この時の私は、そんな経験をしたのである。

以来、私は、精神科医は不安や苦しみのほかにも、相談者から多くのものを受けとっていることに気づくようになった。相談者の多くが、前向きな話をしてくれる。そうした人たちは明るく、よく笑い、面白いことをたくさん言って、不幸せなエピソードですら笑いに変えてしまう。そうやって、自分の不安や苦しみとのバランスを取っているのだ。これもまた相談者に〈共感する〉ことによって、初めてわかったことだ。

医療には〈共感〉が必要であるが、心の病に対しては、特にこの〈共感〉が大切だと思う。ただ、そのためには、医師と相談者が人間的に触れあう時間が必要だ。精神科医が一日に大勢の相談者と会えない理由は、そこにある。

## ◈――みなさんへのアドバイス

これまで述べてきたように、仕事にはさまざまなストレスがつきまとう。最後に、これまでの内容をまとめる形で、ストレスに負けずに仕事を続けるためのアドバイスをしたい。

### 1．プラスの価値観を広めよう

何かのきっかけで、職場の人間関係に波風が立つこともある。それはストレスの大きな原因となる。そんな時は、自分から働きかけてみよう。他人の仕事を理解し、衝突をなくす努力が重要だ。

### 2．逆境を乗りこえよう

逆境を経験しない人など、めったにいない。人間関係のいざこざや失業不安、打ちこんできた仕事における失敗など、問題は尽きない。そんな時は、不当だと思う気持ちを乗りこえ、困難に立ち向かおう。仕事以外の場所で喜びや救いを求めることも必要だ。そうして、逆境を乗りこえる力をたくわえるのだ。自分自身でストレスを予防し、行動を起こすすべを身につけよう。

# 第23章 自己管理を学ぶ

## ジャック・ヴァン・リラエ

《己の人生についてよく考え、その考えどおりに人生を送れているか？　もし、送れているのなら、それは最も重要な仕事をなし遂げたことになる。本当の自由とは、自分のことはすべて自分の裁量で決められるということだ》

モンテーニュ『エセー』(31)

著者は高校生の時に〈精神分析学〉に興味を持って、精神分析医への道を歩みだす。ところが、勉強を続けていくうちに、精神分析のやり方に疑問を持つようになり、ついには反対の立場を取るようになる。しかし、勤務先の大学では〈精神分析学〉が主流だったので、それが原因で大学から追い出されそうになる。そこで大学には籍だけ残し、研究は自宅ですることにしたのだが、そのためにはどうしても〈自己管理〉が必要だった。「自己管理がうまくできるようになりたい！」こうして、著者の挑戦が始まった。

## 精神分析療法に対するあこがれと失望

一九六二年、大学の専攻を決めるころ、私はシュテファン・ツヴァイクの『精神による治療』を読んで感激し、将来、心理学に関係する仕事に就こうと思った。そこで、心理療法医、とりわけ精神分析医を目指す決意をした。〈精神分析療法〉は、十九世紀の後半にドイツの精神科医、ジークムント・フロイトが始めた心理療法で、基本的な治療のやり方は、「相談者が精神分析医に自分のことを話して、どうしてそんな症状が出るのか、その原因を自分で見つける」という形で行なわれる。というのも、〈精神分析学〉の考え方では、「相談者を悩ませている症状（問題行動）は相談者が自分にとって危険な感情や欲望を、自分でも知らないうちに心の奥底、つまり〈無意識の領域〉に押しこめたことから生じる」ので、「精神分析医との面談を通じて、相談者自身がその感情や欲望を心の表面にひっぱりだすことができれば、症状の原因がわかり、それと同時に症状は消える」はずだからである。私はこの技法を身につけようと、〈精神分析学〉の理論の習得と実践に励んだ。

ところが、こうして〈精神分析学〉の勉強を始めてから数年後に、私は精神科医としての自分の信念が根本から揺らいでしまう体験をすることになる。というのも、ちょうどそのころ、私はオランダの大学の心理学科で、半年間助手を務めていたのだが、その大学では〈精神分析療法〉はさまざまな面から批判にさらされ、すっかり時代遅れになっていたのである。その代わりに、この大学の中心になっていたのは、〈行動療法〉であった[32]。〈精神分析療法〉では、「症状のもとになっている原因」を見つけるのが重要だったが、〈行動療法〉では、原因の解明には力を入れない。それよりも、「症状を改善する」ことに重きを置くのである（コラム30参照）。この大学で、実際に〈行動療法〉を行なっている例を見て、私はそのセラピーの効果の高さに驚いた。症状が出る原因はわからなくても、相談者にさまざまな行動をうながすだけで、病気の症状が見る間に消えていったからである。セラピーを続けていくうちに相談者は自信を取り戻し、さらには幸せそうな表情まで浮かべるようになったのだ。

私がそれまで勉強していた〈精神分析療法〉では、名うての精神分析医でさえ、これといった結果を出せず、うまくいっても症状の悪化を防ぐのがせいぜいだった。時には相談者の精神を荒廃させたり、ひどい場合には相談者を自殺に追いこむことさえあった。そうなったら、〈精神分析療法〉、ひいては〈精神分析学〉に疑問を持つのは当然だろう。その後、フロイトを批判していたスイスの精神科医、アンリ・エレンベルガーの著書(33)を読んだこともあって、私は〈精神分析学〉に反対する立場を強めていくようになった。そうして、この問題に関するあらゆる書物を読みこんだ上で、自分の考えを『精神分析の幻想』という本にして発表したのである。

## 辞職の勧告

しかしながら、その本が出版されると、半ば予想されていたことではあったが、私は大学の同僚たちから猛烈な反発を食らうことになった。無理もない。同僚のほとんどが〈精神分析学〉の信奉者だったからである。そのせいだろう、私はすでに教授に任命されていたにもかかわらず、心理学の授業を担当させてもらえなかった。その代わり、大学当局から押しつけられたのは事務仕事である。それも手間のかかる仕事ばかりだった。運よく教授になれたと思ったのもつかの間、肝心の授業はできずじまい、私の心には欲求不満がたまっていった。

だが、事はそれだけではすまなかった。大学の教員は職務の一環として、勤務先の大学を管轄する学区長の面接を受けることになっている。その面接の最中に、学区長がこう言ったのである。「きみはどうやら、共同作業に向かないようだね」と。その言葉が私に対する嫌味であることはすぐにわかった。なにしろ、私は〈精神分析学〉を否定して、大学でのけ者にされているのだ。そこで、私は「今の大学では〈精神分析学〉以外は認めてもらえず残念です」と答えた。すると、学区長は間髪をいれず、こう言ったのだ。「なるほど。それならば、今の大学は辞めたらどうかね？　世界は広い。もっときみに適した大学はたくさんあるのではないか？」と……。

ショックだった。強制する力はないとはいえ、これは辞職の勧告だったからだ。私は自分がどれだけ今いる大学のことを思っているか、懸命に訴えた。だが、学区長は聞く耳を持たなかった。学区長もまた、フロイトを絶対視する精神分析学者だったからである。

家に帰ると、その日はさすがに眠れなかった。私は自分を追い出そうとしている大学を恨むようになった。だが、恨んでいても何も変わらない。気持ちが暗くなってくるだけだ。そこで、「問題があるのは学区長の人間性のほうで、私の姿勢ではない」と思うことにした。そして、大学は辞めずに籍だけ残し、自宅で〈行動療法〉の研究をしようと決心した(34)。どのみち大学は〈精神分析学〉一色で居場所はないのだし、それに、オランダの大学で助手を務めて以来、〈行動療法〉には興味があったので、研究するのによい機会だと思ったのだ。

## 自己管理の必要性を感じる

こうして、私は誰からも時間的な束縛を受けずに、ひとりで研究を始めることになった。だが、それは思ったよりも難しかった。一緒に働く同僚の目もなければ、就業規則もないので、つい誘惑に駆られ、仕事以外のことをしてしまうからである。新聞や雑誌を読む。家族とおしゃべりをする。テレビを見る。くだらないことに没頭する。仕事以外のことなら、やりたいことはたくさんあるのだ。というより、ともかく、仕事をしたくない。仕事をしなければと思っても、なかなかやる気になれず、つい楽なほうに流れるのである。

「どうしてこうなってしまうのだろう……」私は悩んだ。そして、自宅で研究をするのなら、自らモチベーションを高め、研究意欲を保ちつづけるようにしなくてはならないと思った。つまり、〈自己管理〉が必要だと気づいたのである。

その時、私の頭に思いうかんだのはアメリカの心理学者、バラス・スキナーのことだった。スキナーは〈行動〉を研究の対象とした心理学者で、〈行動療法〉の土台となった〈行動分析学〉の開祖である(35)。〈行動分析学〉とは、文字どおり人間や動物の行動を分析する学問だが、その中でスキナーはある行動が起こりやすいように条件づけをしてやる——すなわち、その行動が起こりやすくなる環境を整えてやると、動物でも人間でも進んでその行動をするようになるという説を唱えた（あとで説明するように、この〈行動〉には考えること、つまり〈思考〉もふくまれる）。

たとえば、宿題をやり終えたら、おやつにおいしいケーキがもらえるという条件づけがされたら、子どもは積極的に宿題をするようになる。これはスキナー心理学で言う〈オペラント条件づけ〉と呼ばれるものだが、もしこの〈オペラント条件づけ〉を自分に対してしてやったらどうなるだろう？　たとえば、仕事がしたくない時に、オペラント条件づけをして、「仕事をする」という〈行動〉が起こりやすいような環境を整えてやったら？　これはまさしく〈自己管理〉である。私はスキナーこそが自分の手本だと思った。ちなみに、スキナーはハーバード大学心理学部の教授だったが、六十歳近くになった時、突然、自分が大学では邪魔者になったと感じ、なるべく自宅で研究をするようにしたという。そこで、仕事に対するモチベーションを高めるために、〈自己管理〉の必要性を感じ、〈歳をとってからの賢いセルフマネージメント〉[36]という論文まで書いている。それを知って、私はますますスキナーに親近感を抱くようになった。

スキナーの〈自己管理〉の方法をひと口で言うと、「〈行動〉は周囲の状況に左右されるので、ある行動を起こしたいと思ったら、その行動が起きやすくなる状況にしてやればよい」ということである。反対に、その行動を起こしたくなければ、そういった状況をつくってやればよい。たとえば、家族のために「健康で長生きしたい」という状況があれば、人は自然にお酒やたばこを控えたりする。これは誰もがやっている〈自己管理〉である。スキナーはこういった人間の習性をもとにして自分の行動を〈管理〉《マネージメント》するために、その行動がうながされる状況を積極的につくりだすことを提唱したのだ[37]。

したがって、スキナーにとって〈自己管理〉というのは、強い意志の力や根性で、やりたくないことをやることではない。やらなければならないことが自然とできるようになるのである。そのための条件を整えることなのである。それによって、その行動が繰り返されれば、〈行動〉はやがて習慣となる。そこまでいけば、最初はやりたくなかったことが苦労もせずにできるようになるというわけである(38)。

## 自己管理のルール

このスキナーの〈自己管理〉の考え方は、大いに参考になった。私は心から「自己管理ができるようになりたい」と思った。だいいち、〈自己管理〉ができなければ仕事にならないのである。私は、

column 29

### ❖ スキナー箱を使った鳩の行動分析 ❖

バラス・フレデリック・スキナー（1904－1990）は、心理学に〈行動分析〉という科学的思考を取り入れたことで、心理学の歴史に大きな業績を残した研究者である。出身はハーバード大学で、卒業後に同大学の教授になると、自分で考えだした実験によって、〈行動〉の原理や法則を解明していった。

スキナーの実験で有名なのは、〈スキナー箱〉という独自に考案した実験装置を使って、鳩やネズミの行動を分析した実験である。ここでは鳩の行動を調べた実験を紹介しよう。まず実験装置である〈スキナー箱〉であるが、これは内部に小さな窓があって、その窓が緑に光った時、鳩がつつくと餌が出てきて、赤く光った時には、鳩がつついても餌が出てこない仕組みになっている。鳩は最初のうち、緑でも赤でもランプが光れば小窓をつつくのだが、やがて、餌がもらえる緑の時だけつつくようになる。鳩は緑と赤を見わけ、緑の時だけ小窓をつついているので、緑のランプという刺激（弁別刺激）によって、つつくという行動が〈強化〉されたわけである。その理由はもちろん、餌がもらえることにある（したがって、「餌がもらえること」は〈強化子〉という）。こうして、鳩は緑のランプが光ると、小窓をつつくという〈行動〉を繰り返すようになる。これが〈オペラント条件づけ〉である。スキナーはこういった実験で得た〈行動分析〉の知識をもとに、〈行動療法〉を開発していった。

スキナーの理論を取り入れ、ほかにもいろいろと試してみた。そして、ようやく自分なりに〈自己管理〉のルールを編みだしたのである。ここにそれを紹介しよう。

## ●ルール1　行動の目標を決める

まずは、行動の目標を決める。これが〈自己管理〉の第一歩である。その際、どんな目的でその行動をするのか、それも書いておくとよい。また、目標は具体的な数字を入れて表わす。たとえば、ただ「運動をする」というのではなく、「運動不足を解消するため、毎日雨の日以外は、二十分から四十分、早歩きをする」という具合である。この目標は定期的に見直して、変更してもかまわない。

## ●ルール2　心の余裕を持つ

〈自己管理〉がうまくできるようになるためには――ということは、つまり、自分で決めた目標を達成できるようになるためには、とにかく「その行動をする」ことをいつでも頭に置いておかなければならない。「運動不足を解消するため、毎日雨の日以外は、二十分から四十分、早歩きをする」と決めたら、そのことを忘れてはいけないのだ。といっても、身体がしんどかったり、つい、ほかのことをしたいという誘惑に勝てない時もある。人間、それが普通である。がんばることは大切だが、がんばりすぎもよくない。そんな時は「今日だけなら、まあ、いいか」と受けとめよう。「今日だけはこのまま寝ていよう」とか「今日だけは好きなだけゲームをしよう」とか、それを許す心の余裕を片隅に残しておこう。ただし、「今日だけ」である。

## ●ルール3　環境の一部を変える

私たちの行動は多かれ少なかれ、環境に影響を受ける。たとえば、私は表の音がうるさくて仕事ができないことがある。こういった場合、引っ越しをするのが一番いいが、それは簡単にはできない。ならば、どうするか？　環境のすべてを変えることができないのであれば、一部を変えるのである。私は仕事をしている時は、いつでもバロック音楽をかけている。本当なら、何も音がしないほうがいいのだが、何かの音が耳から入ってくるなら、自分の好きな音楽が入ってきたほうがいいからである。

column 30

### 行動療法と精神分析療法

〈精神分析療法〉では、相談者が過去に、自分にとって不愉快だったり、危険に思える感情や欲望を〈無意識の領域〉に押しこめたことから、精神的な症状が引きおこされると考える。押しこめられた感情や欲望は、直接表に出ることはできないが、かといって、消えることもない。そこで、症状（問題行動）という形で表われるのだ。したがって、心の奥にそういった感情や欲望が存在することを相談者自身に知らせることが治療の中心となる。相談者自身がその感情や欲望を意識すれば、症状はもう表われないはずだからである。

これに対して、〈行動療法〉は、相談者の過去には重きを置かない。また、症状の原因を突きとめようともしない。〈行動療法〉が問題にするのは、あくまでも現在の症状である。原因を探っているだけでは症状（問題行動）は消えない。それよりも、とにかく、その問題行動がなくなるようにしようというのだ。そこで用いられるのが〈行動分析学〉の知識である。〈行動分析学〉では、条件づけをしたり、環境を調整したりすることで、〈行動〉は変えられると考える。だから、〈行動分析学〉でわかった原理や法則を応用して、問題行動の改善を図るのである。ちなみに現在では、〈行動療法〉は、マイナスの思考を改善する〈認知療法〉とあわせて、〈認知行動療法〉と称されることが多い。

## ●ルール4 スケジュール表をつくる

仕事はひとつならいいが、いくつか重なってくると、何から手をつけたらよいかわからなくなって、ついには遊びだすことになる。そういった時、〈自己管理〉をうまくやって、いくつもの仕事を片づけていくには、スケジュール表をつくるのが一番いい。その表にはそれぞれの仕事と所要時間の項目を設け、どの仕事をどれくらいの時間で終わらせるのか、あらかじめ記入しておく。そして、実際にかかった時間も記入し、確認する。もちろん、すべてが表のとおりにいくとは限らないが、それでも、諦めてはいけない。そのとおりになるよう努力することが大切なのだ。

スケジュール表をつくったら、もうひとつ大切なことがある。それは「時間になったら仕事を始める」だけではなく、「時間になったら仕事を切りあげる」ことだ。仕事は調子が出てきたところでやめるくらいがちょうどいい。そのほうが、仕事への興味が維持できるからである。

## ●ルール5 結果を思い描く

すでに書いたように、〈自己管理〉に必要なのは、意志の力でも、根性でもない。スキナーによると、行動の結果を思い描くことである。たとえば、受験勉強をしていて、やる気が出ない時に、根性で机に向かっても、あまり効果は出ない。それよりも、希望の学校に合格して、楽しい学校生活を送っているところを想像してみよう。そのほうが、ずっとやる気が出るはずである。

受験勉強ほどではなくても、世の中にはあまり気の進まない仕事がたくさんある。そういった仕事は、「やだなあ、面倒だなあ」とぐずぐずして、つい先のばしにしてしまうが、そんな時には、その仕事をやり終えた時の、すっきりした気分を想像しよう。そうしたら、さっさと片づけてしまおうという気になるのではないか。日々の暮らしの中でこんなふうに「結果を思い描く」習慣をつけることが、〈自己管理〉を上達させるコツである。

## ●ルール6　やる気が出る方法を見つける

なかなか仕事をする気になれない時には、「これをすると、がぜん、やる気が出てくる」という自分だけの方法を見つけておいて、それを実践するといい。たとえば、嫌なやつの顔を思い浮かべて、あいつにだけは負けないぞと考える。私の場合は、仕事をする気がなくなってくると、精神分析を研究している学者が書いたひとりよがりで、チンプンカンプンな文章を読むことにしている。そうすると、なんだか猛烈に腹が立って、「よし、私はもっとわかりやすくて、いい文章を書くぞ！」とモチベーションがあがるのだ。

## ●ルール7　考え方や感じ方を変える

前にも書いたとおり、スキナーは〈行動分析学〉を創始した時、「〈思考〉や〈感情〉も〈行動〉のひとつである」とした。すなわち、何かを考えたり、感じたりすることも〈行動〉と見なし、〈行動分析学〉の原理や法則を当てはめようとしたのである(39)。

この考えに従うなら、私たちはまわりの条件を変えることによって、〈考え方〉や〈感じ方〉を変えることができるようになる。たとえば、どうしてもやりたくない仕事があった時、〈思考〉や〈感情〉

の赴くままにさせておけば、私たちは「やりたくない」と感じ、「やりたくない」と考えるだろう。それを自分が身を置く状況を変えることによって、「やりたい」と感じ、「やりたい」と考える――あるいは、「やらなければならない」と感じ、「やらなければならない」と考えられるようにするのだ。もう少し具体的に言えば、「その仕事をすると喜びを感じる」ような状況をつくったり、「その仕事をしないと困る」ように自分を追いつめる状況をつくる。スケジュール表をつくって、予定どおりにいったら達成感を味わうのもいいし、「明日までにこれができなかったら、自分に小さな罰を科す」と決めてもいい。あるいは、もっと地道に、自分の考え方や感じ方が変わるよう、計画を立てて、条件づけしていってもいい。そういったことをしていけば、〈感情〉や〈思考〉も〈自己管理〉できるようになるのである(40)。

確かに自分の〈行動〉や〈感情〉、〈思考〉を自分の思いどおりにするのは難しい。私も〈自己管理〉をうまくやって、自分からやる気を引き出し、やらなければならない仕事をするのにずいぶん苦労をした。けれども、こうした〈自己管理〉のルールを用いれば、もっと自分を思いどおりにすることができるはずである。読者のみなさんも、ぜひ挑戦してほしい。

また、私は大学で挫折を経験した時に、哲学者や心理学者など、多くの先達《せんだつ》の言葉に励まされた。現在悩んでいるみなさんに、その言葉のいくつかを贈りたい。

きみには何がありますか？　考える習慣です

エピクテートス『人生談義』

とても腹が立った時や機嫌が悪い時は、こう考えなさい。人生は一瞬で、すぐに眠りに就く時がやってきてしまうものだと。

マルクス・アウレーリウス『自省録』

生きる喜びは、それがたとえば黄金だとすると、延べ棒の状態で見つかることはめったにない。ひと粒ひと粒、拾いあつめるものである。

B・F・スキナー、M・E・ヴォーン『楽しく見事に年齢をとる法——いまから準備する自己充実プログラム』

# 監訳者あとがき

読者のみなさんは、精神科医や心理療法士《セラピスト》に対して、どんなイメージをお持ちだろうか？　心の問題のスペシャリストで、困ったことがあれば、専門知識を駆使してその問題を解決してくれる。たぶん、そんなイメージがあるに違いない。したがって、本人が心の問題で悩むことはないと……。だが、本書を読めば、そのイメージはたちまち覆されるだろう。精神科医たちも、また悩むのである。

本書はフランスの精神科医や心理療法士たち二十一人が、心の悩みを正直に告白して、エッセー風につづった文章をひとつにまとめたものである。その意義はふたつある。ひとつは、スペシャリストである精神科医たちも悩むくらいなのだから、心の問題が決して特別なものではなく、誰にでもあるものだとよくわかることである。心の問題を抱えていると、それだけでつい気がふさぎがちになるが、「なんだ。精神科医も悩むんだ」と思えば、ずいぶんと気持ちが軽くなるのではないだろうか？　もうひとつの意義は、精神科医たちが自分が悩んだ経験をもとに、アドバイスをしてくれているということである。もともとスペシャリストであるだけに、そのアドバイスは当を得たものであるが、本書の場合、本人がその悩みを経験しているだけに、そこには〈共感〉がこもっている。その意味では、読者は通常のアドバイス以上に温かみのある言葉を受けとれるのではないかと思う。

そのアドバイスの内容であるが、詳しくは本書をお読みいただくことにして、ここでひと言だけ触れておくと、心の問題を前にした時、どの精神科医も「まずはその状態を受け入れ、しかる後に、その問題に対処せよ」と言っているのが興味深い。また、本書は〈心理療法〉に関する専門書ではないが、それでも〈マインドフルネス認知療法〉や〈ACT〉（アクセプタンス・アンド・コミットメント・セラピー）、〈EMDR〉（眼球運動による脱感作と再処理法）といった最新の療法が紹介されていて、フランスの精神医学の動向がうかがえて面白い。〈マインドフルネス認知療法〉も〈ACT〉も、〈認知行動療法〉の流れをくむもので、フランスにおけるセラピーの現場では、ここ数十年続いている〈精神分析療法〉から〈認知行動療法〉への転換がいよいよ定着してきたことを思わせる。実際、本書の執筆陣を見ても、ほとんどの著者は〈認知行動療法〉の専門家で、中には最初は精神分析医にあこがれて、〈精神分析療法〉を目指したものの、その途中で〈認知行動療法〉に出会い、そちらに転向した人もいる。ちなみに、日本における精神医療は〈薬物療法〉が中心であるが、フランスでは〈心理療法〉を中心にして〈薬物療法〉を併用することが多い。したがって、精神科医は自分が医師であると同時に、心理療法家＝セラピストであると認識している（本書の編者であるクリストフ・アンドレ氏も、自らを「精神科医、セラピスト」と名乗っている）。本書において、「セラピスト」という言葉が数多く使われているのは、そのためである。

編者のクリストフ・アンドレはモンペリエ出身。トゥールーズの大学で精神医学を学んだあと、パリのサン・タンヌ病院に勤務。著書にはフランソワ・ルロール氏との共著で『自己評価の心理学』、『感情力』、そして単独で書いた『こころのレシピ』、『自己評価メソッド』（以上、邦訳は紀伊國屋書店）などがあり、いずれもフランスでベストセラーになった。おそらく、現在、フランスで一番人気の高い精神科医だろう。監訳者は数年前、一度だけ、東京でお目にかかったことがあるが、本書の「はじめに」の文章に表われているとおりの、優しいお人柄だった。本書の中にも、時おり、著者たちの文章の中にアンドレ氏に対する感謝の言葉が見られるが、それも当然のことだとうなずける。「精神科医たちが自分も心の問題に悩んだことを正直に告白する」というこの大胆な企画に、二十一人もの精神科医や心理療法士が参加した裏には、このアンドレ氏の温かいお人柄があったことは間違いない。

翻訳については、そのまま訳すと五百ページを越える大著になるため、全二十六章のうち、著者自身の体験にもとづいて書かれたものではない三つの章を省いた上で、短くしながらまとめる方針を取った。具体的なやり方は、まず巻末に名前をあげた二十二人の翻訳者にもとになる訳をつくってもらい、それを叩き台にして伊藤、臼井、坂田、荷見の四人が日本語版として読みやすくまとめ、最後に高野がチェックするという形である。その過程で原文と訳文が一対一では対応しないものになったことをひと言お断わりしておく。文責は高野にある。なお、表記の統一、スケジュール管理は川口が担当した。

最後になったが、本書を翻訳するにあたっては、紀伊國屋書店出版部の有馬由起子氏に大変、お世話になった。今回のように、多人数での翻訳体制を取ったり、原文の形にこだわらない自由な方針で翻訳を進めることは、有馬氏のあと押しなしにはできなかったことである。また、有馬氏には訳文の細かい部分についても、数多くの貴重なご助言を頂いた。ここに深く感謝する。

二〇一三年五月二十一日

高野　優

◆ユベール・リーヴズ、ジョエル・ド・ロネー、イヴ・コパンス、ドミニク・シモネ『世界でいちばん美しい物語 —— 宇宙と生命と人類の誕生』木村恵一訳、ちくま文庫、2006年

## 第13章　ありのままの自分をさらけ出す

◆前掲、クリストフ・アンドレ『自己評価メソッド —— 自分とうまくつきあうための心理学』

## 第15章　よりよい人間関係のために

◆フレデリック・ファンジェ『自信をもてない人のための心理学』（仮題）、紀伊國屋書店（近刊）

## 第16章　人生を楽しみ、自分らしく生きるための五つの方法

◆前掲、フレデリック・ファンジェ『自信をもてない人のための心理学』（仮題）

## 第17章　完璧な親でなくていい

◆トマス・ゴードン『親業・ゴードン博士　自立心を育てるしつけ』近藤千恵訳、小学館、1990年

## 第18章　飼い犬はあなたの心を映す鏡

◆ジョエル・ドゥハッス『犬を真面目に考える——行動学からみた犬のしつけ』渡辺格訳、岩波書店、1999年

◆ジョエル・ドゥハッス『犬たちの知られざる超能力』渡辺格・塚田導晴訳、早川書房、2002年

◆コンラート・ローレンツ『ソロモンの指環 —— 動物行動学入門』日高敏隆訳、早川書房、2006年

◆コンラート・ローレンツ『人イヌにあう』小原秀雄訳、ハヤカワ文庫、2009年

◆正田陽一編著『人間がつくった動物たち —— 家畜としての進化』東京書籍、1987年

◆ダライ・ラマ『ダライ・ラマの仏教入門 —— 心は死を超えて存続する』石濱裕美子訳、智恵の森文庫、2000年

◆ダライ・ラマ『ダライ・ラマ自伝』山際素男訳、文春文庫、2001年

## 第19章　共感についての考察

◆ブルース・D. ペリー、マイア・サラヴィッツ『子どもの共感力を育てる』戸根由紀恵訳、紀伊國屋書店、2012年

## 第21章　現状打破の極意

◆エピクテートス『人生談義』鹿野治助訳、岩波文庫、1958年

## 第23章　自己管理を学ぶ

◆B. F. スキナー、M.E. ヴォーン『楽しく見事に年齢をとる法——いまから準備する自己充実プログラム』本明寛訳、ダイヤモンド社、1984年

◆B. F. スキナー『行動工学とはなにか——スキナー心理学入門』犬田充訳、佑学社、1975年

◆カール・R. ポパー『客観的知識 —— 進化論的アプローチ』森博訳、木鐸社、2004年

◆シュテファン・ツヴァイク『ツヴァイク全集12　精神による治療』佐々木斐夫・高橋義夫・中山誠訳、みすず書房、1973年

◆前掲、エピクテートス『人生談義』

◆マルクス・アウレーリウス『自省録』神谷美恵子訳、岩波文庫、2007年

◆杉山尚子『行動分析学入門 —— ヒトの行動の思いがけない理由』集英社新書、2005年

# 参考図書


## はじめに

◆ディドロ『哲学断想 —— 他二篇』新村猛・大賀正喜訳、岩波文庫、1961年ほか

## 第1章　内気の殻を出てみよう

◆クリストフ・アンドレ、パトリック・レジュロン『他人がこわい —— あがり症・内気・社会恐怖の心理学』高野優監訳、野田嘉秀・田中裕子訳、紀伊國屋書店、2007年

◆フランソワ・ルロール、クリストフ・アンドレ『難しい性格の人との上手なつきあい方』（高野優訳、紀伊國屋書店、2001年）の「第11章 回避性の性格の人々」

## 第3章　閉所恐怖症と付き合う

◆アルバート・エリス『理性感情行動療法』野口京子訳、金子書房、1999年

## 第4章　うつになってしまったら

◆クリストフ・アンドレ『自己評価メソッド —— 自分とうまくつきあうための心理学』高野優訳、紀伊國屋書店、2008年

◆タル・ベン・シャハー『HAPPIER —— 幸福も成功も手にするシークレット・メソッド　ハーバード大学人気No.1講義』坂本貢一訳、幸福の科学出版、2007年

◆ジョン・カバットジン『自分を見つめ直すための108のヒント』飯泉恵美子訳、早川書房、2008年

◆フランシーヌ・シャピロ『EMDR —— 外傷記憶を処理する心理療法』市井雅哉監訳、二瓶社、2004年

◆フランシーン・シャピロ、マーゴット・シルク・フォレスト『トラウマからの解放 —— EMDR』市井雅哉監訳、二瓶社、2006年

◆マーク・ウィリアムズ、ジョン・ティーズデール、ジンデル・シーガル、ジョン・カバットジン『うつのためのマインドフルネス実践 —— 慢性的な不幸感からの解放』越川房子・黒澤麻美訳、星和書店、2012年

◆アメリカ精神医学会『DSM-Ⅳ-TR精神疾患の分類と診断の手引　新訂版』高橋三郎・大野裕・染矢俊幸訳、医学書院、2003年

## 第6章　麻薬と訣別する

◆スティーブン・C.ヘイズ、スペンサー・スミス『ACTをはじめる —— セルフヘルプのためのワークブック』武藤崇・原井宏明・吉岡昌子・岡嶋美代訳、星和書店、2010年

## 第7章　虐待を乗りこえて、人生の意味を見つける

◆ヴィクトール・E.フランクル『意味による癒し —— ロゴセラピー入門』山田邦男監訳、春秋社、2004年

## 第8章　心のメッセージをあるがままに受け入れる

◆前掲、クリストフ・アンドレ『自己評価メソッド —— 自分とうまくつきあうための心理学』

## 第9章　自ら実践する認知行動療法

◆ケイ・ジャミソン『躁うつ病を生きる —— わたしはこの残酷で魅惑的な病気を愛せるか？』田中啓子訳、新曜社、1998年

◆サン＝テグジュペリ『星の王子さま』内藤濯訳、岩波少年文庫、2000年ほか

◆アーヴィン・D.ヤーロム『恋の死刑執行人 —— 心の治療物語』中野久夫、春海アイ・モンゴメリー訳、三一書房、1996年

## 第10章　働く女性のストレス

◆マリー＝フランス・イルゴイエンヌ『モラル・ハラスメント —— 人を傷つけずにはいられない』高野優訳、紀伊國屋書店、1999年

## 第11章　もう死は怖くない

◆H・リーブス『天空の果実 —— 宇宙の進化を探る』野本憲一・野本陽代訳、岩波書店、1985年

(26) トルストイ『イワン・イリイチの死／クロイツェル・ソナタ』望月哲男訳、光文社古典新訳文庫、2006年ほか
(27) ルイ・アラゴン(1897-1982)の、*Les Yeux et la mémoire* , Gallimard, 1954, Que la vie en vaut la peine より抜粋。
(28) タル・ベン・シャハー『最善主義が道を拓く —— ポジティブ心理学が明かす、折れない生き方』田村源二訳、幸福の科学出版、2009年
(29) Tania Singer, 《The neuronal basis of empathy and fairness》, G.Bock, J.Goode(dir.), *Empathy and Fairness*, Chichester, Wiley, 2007, p. 20-30; 89-96; 216-221.
(30) Marianne Sonnby-Borgstrom, 《Automatic mimicry reactions as related to differences in emotional empathy》, *Scandinavian Journal of Psychology*, 4(5), 2002, p. 433-443.
(31) モンテーニュ『エセー』原二郎訳、岩波文庫、1996年ほか
(32) 当時、この大学の付属病院に所属する精神科医たちは、大学の臨床心理学科で、〈実験段階〉として恐怖症患者への行動療法を行なっていた。
(33) アンリ・エレンベルガー『無意識の発見 —— 力動精神医学発達史』木村敏・中井久夫監訳、弘文堂、1980年
(34) その後、ルーヴァン大学の心理学科は方針を根本的に見直し、フロイト主義やラカン主義から離れるようになった。そして、ピエール・フィリポ教授の主導のもと、認知行動療法の研究が大いに進められることとなった。私も心理学の講義を担当させてもらえるようになり、大学の中心メンバーとして共同研究に参加し、成果をあげることができた。
(35) 2002年、スティーヴン・ハグブルーム氏は、アメリカのアーカンソー州立大学の10人の研究者グループとともに、20世紀における最も優れた心理学者100人を発表した。選出の基準は「心理学の著作や論文にどれだけ多く引用されたか」で、スキナーは一位、そのあとにピアジェ、フロイト、バンデューラが続いた。
(36) *American Psychologist*, 1983, 38, p. 239-244
(37) B. F. スキナー『科学と人間行動』河合伊六ほか訳、二瓶社、2003年
(38) *L'Analyse expérimentale du comportement*, Wavre, Mardaga, 1971, p. 322.
(39) たとえば次の中に見られる〈How to discover what you have to say: A talk to students〉, *The Behavior Analyst*, 1981, 4, p. 1-7.Réédité dans *Upon Further Reflexion*, note13, New York, Prentice-Hall, 1987, p. 132.
(40) さらに詳しく、具体的な方法を知るには、次を参照。J. Van Rillaer, *Psychologie de la vie quotidienne*, Odile Jacob, 2003, p. 233-246 ; 269-272.

# 註

（1）ケイ・ジャミソン『躁うつ病を生きる —— わたしはこの残酷で魅惑的な病気を愛せるか？』田中啓子訳、新曜社、1998年

（2）Jean-Marie Boisvert et Madeleine Beaudry, *S'affirmer et communiquer*, Québec, Editions de l'Homme, 1979.

（3）Ivy Blackburn et Jean Cottraux, *Psychothérapie cognitive de la dépression*, Paris, Masson, 1988.

（4）ジョン・カバットジン『マインドフルネスストレス低減法』春木豊訳、北大路書房、2007年、ジンデル・V．シーガルほか『マインドフルネス認知療法 —— うつを予防する新しいアプローチ』越川房子監訳、北大路書房、2007年

（5）ジョン・カバットジン『マインドフルネスを始めたいあなたへ』田中麻里監訳、松丸さとみ訳、星和書店、2012年

（6）スピノザ『エチカ —— 倫理学』畠中尚志訳、岩波文庫、1951年ほか

（7）友人のステファン・ヴァニスタンデルが、楽観主義と現実主義を結びつける重要性を教えてくれた。

（8）ネルソン・マンデラ『自由への長い —— ネルソン・マンデラ自伝』東江一紀訳、日本放送出版協会、1996年

（9）Martin Luther King (1961).《Love, law, and civil disobedience》, *A Testament of Hope. The Essential Writings and Speeches of Martin Luther King Jr.*, New York, HarperCollins, 1991, p. 47-48.

(10)「ガスパチョ」は、ロックバンド「マリリオン」の歌。作詞スティーヴ・ホガース&ジョン・ヘルマー、作曲マリリオン。アルバム「Afraid of Sunlight」（1995年）に収録されている。

(11) santefemmesactices.com

(12) Anne Eydoux, Marie-Thérèse Letablier, avec Nathalie Georges, *Les Familles monoparentales en France*, Insee, juin 2007.

(13) フランソワ・ルロール、クリストフ・アンドレ『難しい性格の人との上手なつきあい方』高野優訳、紀伊國屋書店、2001年

(14) Brigitte Grésy, *Petit Traité contre le sexisme ordinaire*, Paris, Albin Michel, 2009, p. 128.

(15) ミシェル・フェラリーにより、2008年の1月から10月にかけて行なわれた研究。2009年の『ル・モンド』誌に発表された。

(16) Pierre Bourdieu, *La Domination masculine*, Paris, Seuil, 〈Points〉, 2002.

(17) エリック=エマニュエル・シュミット『神さまとお話しした12通の手紙』阪田由美子訳、PHP研究所、2004年

(18)『ギルガメシュ叙事詩』矢島文夫訳、ちくま学芸文庫、1998年ほか

(19) ジェラルド・M. エーデルマン『脳は空より広いか ——「私」という現象を考える』冬樹純子訳、豊嶋良一監修、草思社、2006年

(20) アントニオ・R. ダマシオ『デカルトの誤り —— 情動、理性、人間の脳』田中三彦訳、ちくま学芸文庫、2010年

(21) リチャード・ドーキンス『利己的な遺伝子　増補新装版』日高敏隆・岸由二・羽田節子・垂水雄二訳、紀伊國屋書店、2006年

(22) ≪ La conscience ≫, *La Recherche*, mars 2010.

(23) ≪ Les athées ≫, *Le Monde des religions*, janvier-février 2006, no 5.

(24) Hubert Reeves, *Poussières d'étoiles*, Paris, Seuil-Sciences, 2008.

(25) ディケンズ『クリスマス・キャロル』村岡花子訳、新潮文庫、2011年ほか

## 監　訳

### 高野《たかの》 優《ゆう》

フランス語翻訳家。高野優フランス語翻訳教室主宰（http://www1.vecceed.ne.jp/~gentil/）。訳書に、C．アンドレ＆F．ルロール『自己評価の心理学』『難しい性格の人との上手なつきあい方』、C．アンドレ『自己評価メソッド』、M-F．イルゴイエンヌ『モラル・ハラスメント』（以上、紀伊國屋書店）、J．ヴェルヌ『八十日間世界一周』（光文社）ほか多数。

## 翻　訳

### 伊藤直子《いとうなおこ》

フランス語翻訳家。訳書に、G. ミューラー『雨がふったら、どこへいく？』、A. L. ボンドゥー『マルヴァ姫、海へ！』（共に評論社）、G. プレヴォー『時の書』（くもん出版）。

### 臼井美子《うすいよしこ》

フランス語・英語翻訳家。訳書に、K. パンコール『月曜日のリスはさびしい』（早川書房）、B. ペロー『アモス・ダラゴン2　ブラハの鍵』（竹書房）、M. ラルゴ『図説　死因百科』（共訳、紀伊國屋書店）ほか。

### 坂田雪子《さかたゆきこ》

フランス語翻訳家。訳書に、E. アンダーソン『オスカー・ピル —— 体内に潜入せよ！』（角川書店）、M. ラルゴ『図説　死因百科』（共訳、紀伊國屋書店）、C. ニック＆M. エルチャニノフ『死のテレビ実験』（共訳、河出書房新社）。

### 荷見明子《はすみあきこ》

フランス語翻訳家。訳書に、K. パンコール『カメのスローワルツ』（早川書房）、B. ペロー『アモス・ダラゴン6　エンキの怒り』（竹書房）、M. ラルゴ『図説　死因百科』（共訳、紀伊國屋書店）ほか。

## 翻訳スタッフ

伊藤寿彦／川口明百美／海野美登里／長富絵梨子／歌田純子／三本松里佳／川瀬順子／中村忍／ドゥッセルあや子／宮下久美子／宮地明子／光森ちづこ／吉田幸子／亀井美穂／澤田理恵／柴沼恭子／白瀬コウ／鈴木香子／須藤紀子／練合薫子／平山恭子／広野和美

## 進行管理

川口明百美

**第17章　ベアトリス・ミレートル**（荷見明子／歌田純子 訳）

心理学博士、精神科医。専門は認知心理学。ボルドー第2大学やパリ第5大学、いくつかのグランゼコールで教鞭を取る。著書に *Prendre la vie du bon côté*（人生をよい面から見る）など。

**第18章　ジョエル・ドゥハッス**（臼井美子／広野和美 訳）

獣医師。ブリュッセルを拠点に広く国際的に活躍。動物の問題行動専門獣医師として、また家族療法の専門家として、ペットの問題行動の解決のみならず、人々が幸せに暮らす手助けをする仕事に携わる。著書に『犬のしつけは6か月で決まる』（共著、マガジンハウス）、ほか多数。

**第19章　オロール・サブロー=セガン**（坂田雪子／伊藤寿彦 訳）

精神科医。被害者救済研究所を創設し、同研究所内のトラウマ被害者支援センターのセンター長を務める。著書に『トラウマを乗りこえるためのセルフヘルプ・ガイド』（河出書房新社）などがある。

**第20章　フレデリック・ファンジェ**（臼井美子／川口明百美 訳）

（第16章参照）

**第21章　ロジェ・ジュムブリュンヌ**（荷見明子／須藤紀子 訳）

精神科医。専門は不安障害。スイス・ジュネーブで診療している。著書に *Changer dans sa tête, bouger dans sa vie*（発想を変えて、人生を変えよう）などがある。

**第22章　ドミニク・セルヴァン**（臼井美子／鈴木香子 訳）

精神科医。ストレスと不安の分野におけるフランスの第一人者。リール第2大学で教鞭を取り、同地域圏病院センターにて診療に当たる。フランス不安障害およびうつ病協会（AFTAD）の創設メンバー。著書に、*Ne plus craquer au travail*（もう、仕事につぶされない）など多数。

**第23章　ジャック・ヴァン・リラエ**（高野優／川口明百美 訳）

心理学博士。ルーヴァン大学名誉教授。精神分析医として10年ほどセラピーにかかわったあと、認知行動療法にセラピーの方向を転換する。著書に *La Gestion de soi*（自己管理）などがある。

**第８章　ジャン=ルイ・モネステ**（坂田雪子／柴沼恭子 訳）
臨床心理学者。セラピスト。フランス国立科学研究センター（CNRS）神経病理研究所の研究員。著書に *La Schizophrénie: Mieux comprendre la maladie et mieux aider la personne*（統合失調症――その理解と助けのために）などがある。

**第９章　ニコラ・デュシェーヌ**（荷見明子／海野美登里 訳）
精神科医。モンペリエの病院で診療を行なうほか、フランス認知行動療法協会や大学で教鞭を取っている。*Des hauts et des bas: Bien vivre sa cyclothymie*（躁とうつと――双極性障害を上手に生きる）など著作多数。

**第10章　ファトマ・ブヴェ=ドゥ・ラ・メゾンヌーヴ**（坂田雪子／ドゥッセルあや子 訳）
精神科医。パリのサン・タンヌ病院に勤務。女性のアルコール依存症が専門。著書に *Les Femmes face à l'alcool: Résister et s'en sortir*（アルコールと向きあう女性たち――依存からの脱却）などがある。

**第11章　ジルベール・ラグリュ**（伊藤直子／澤田理恵 訳）
パリ第12大学医学部名誉教授。高血圧を主とする血管疾病の専門医であり、フランスに禁煙を広める先駆けとなったひとりでもある。退職を機に禁煙の普及活動に専念する。著書に *Parents: alerte au tabac et au cannabis*（親――たばこと大麻への警報）がある。

**第12章　ジャン=ルイ・モネステ**（坂田雪子／平山恭子 訳）
（第８章参照）

**第13章　ブリュノ・コエルツ**（臼井美子／白瀬コウ 訳）
精神療法医。認知行動療法の専門家。著書に *Comment ne pas tout remettre au lendemain*（今やるべきことを明日に回さない方法）がある。

**第14章　ジゼール・ジョルジュ**（荷見明子／宮地明子 訳）
児童精神科医。20年以上の経験を持ち、思春期までの児童精神科の専門家としてフランス有数の精神科医のひとり。著書に *Mon enfant s'oppose*（反抗期のわが子）などがある。

**第15章　ジェラール・マクロン**（伊藤直子／宮下久美子 訳）
精神科医。フランス認知行動療法協会会員。パリのサン・タンヌ病院に勤務。著書に *Psychologie de la solitude*（孤独の心理学）などがある。

**第16章　フレデリック・ファンジェ**（臼井美子／中村忍 訳）
精神科医。セラピスト。リヨン第1大学で教鞭を取る。〈自己主張〉の専門家で、著書多数。そのうちの何冊かはベストセラーになっている。近く、紀伊國屋書店より『自信を持てない人のための心理学』（仮題）を刊行予定。

## 編者・著者紹介

**はじめに　クリストフ・アンドレ**（高野優 訳）

精神科医。セラピスト。パリのサン・タンヌ病院に勤務。フランスで人気の精神科医で、その豊富な人脈を生かして、本書を編纂《へんさん》した。著書に『自己評価の心理学』（フランソワ・ルロールとの共著）、『こころのレシピ』、『自己評価メソッド』（すべて紀伊國屋書店）。

**第1章　ステファーヌ・ロワ**（坂田雪子／川瀬順子 訳）

心理学者。セラピスト。ブールジュのジョルジュ・サンド医療センターに勤務。著書に *La Timidité: Comment la surmonter*（内気を乗りこえる方法、ジェラール・マクロンとの共著）などがある。

**第2章　ローラン・シュネヴェイス**（伊藤直子／練合薫子 訳）

精神科医。セラピスト。不安障害、認知行動療法の専門家。季節性感情障害（冬季うつ）についても造詣が深い。著書に L'Anxiété（不安）などがある。

**第3章　ディディエ・プルー**（荷見明子／亀井美穂 訳）

発達心理学博士、臨床心理学者。フランス認知療法研究所所長を務める。*《Peut mieux faire》 Remotiver votre enfant à l'école*（もっとよくできる――わが子をやる気にさせるには）など著書多数。

**第4章　ステファニ・オラン＝ペリソロ**（伊藤直子／三本松里佳 訳）

心理学者。セラピスト。認知行動療法、EMDR、マインドフルネス心理療法の専門家。パリ第5大学で教鞭《きょうべん》を取る。フランス認知行動療法協会（AFTCC）の事務局長。

**第5章　クリスティーヌ・ミラベル＝サロン**（臼井美子／長富絵梨子 訳）

精神科医。パリのサン・タンヌ病院に勤務。パリ第5大学、パリ第7大学、パリ第8大学はじめ、フランス国内外の大学で教鞭を取る。著者に *La Dépression, comment en sortir*（うつからいかに抜け出すか）などがある。

**第6章　バンジャマン・シュオンドルフ**（坂田雪子／光森ちづこ 訳）

心理学者。セラピスト。認知行動療法を専門に学び、ACT（アクセプタンス＆コミットメント・セラピー）をフランスに紹介。著者に *Faire face à la souffrance: Choisir la vie plutôt que la lutte avec la thérapie d'acceptation et d'engagement*（苦しみと向きあう―― ACTで選びとる人生）などがある。

**第7章　ジャック・ルコント**（伊藤直子／吉田幸子 訳）

心理学者。パリ西大学、パリ・カトリック学院社会科学部で教鞭を取る。フランス・フランス語圏ポジティブ心理学協会を創設する。著書に *Introduction à la psychologie positive*（ポジティブ心理学入門）など多数。

**精神科医がこころの病になったとき**

2013年7月19日　第1刷発行

編者　クリストフ・アンドレ
監訳者　高野　優
訳者　伊藤直子　臼井美子
　　　坂田雪子　荷見明子

発行所　株式会社 紀伊國屋書店
東京都新宿区新宿3-17-7

出版部（編集）電話03（6910）0508
ホールセール部（営業）電話03（6910）0519
東京都目黒区下目黒3-7-10
郵便番号　153-8504

ISBN978-4-314-01107-5　C0011
Printed in Japan
定価は外装に表示してあります

印刷・製本　図書印刷

紀伊國屋書店

# 自己評価の心理学

## なぜあの人は自分に自信があるのか

クリストフ・アンドレ＆フランソワ・ルロール
高野優訳

恋愛、結婚、仕事、子育て……うまくいっている人にはワケがある！　積極的な行動を支え、人生の糧となる〈自己評価〉という視点からの新しい人間理解。「自己診断表」付き。

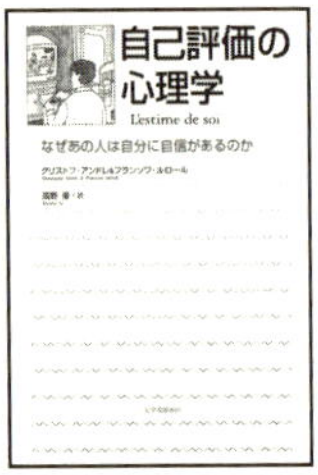


46判・388頁
定価 2310円

**《あなたの〈自己評価〉を診断してみよう》**

□ 総じて言えば、私は自分に満足している
□ 自分にはまったく価値がないと思うことがある
□ 自分にはいくつか長所があると思う
□ たいていのことを人と同じくらい上手にこなすことができる
□ 自分には人に自慢できるほど優れた点はないと思う
□ これまで自分を大切にできていなかったと思う……

表示価は税込みです